PANCADAS NA CABEÇA

CIP-BRASIL. CATALOGAÇÃO NA PUBLICAÇÃO
SINDICATO NACIONAL DOS EDITORES DE LIVROS, RJ

C794p
    Coradazzi, Ana Lucia
    Pancadas na cabeça : as dificuldades na formação e na prática da medicina / Ana Lucia Coradazzi, Ricardo Caponero. – São Paulo: MG Editores, 2018.
    160 p.

    ISBN 978-85-7255-133-5

    1. Médico e paciente. I. Caponero, Ricardo. II. Título.

18-48840   CDD: 610.696
                                                                       CDU: 614.253.8

www.mgeditores.com.br

Compre em lugar de fotocopiar.
Cada real que você dá por um livro recompensa seus autores
e os convida a produzir mais sobre o tema;
incentiva seus editores a encomendar, traduzir e publicar
outras obras sobre o assunto;
e paga aos livreiros por estocar e levar até você livros
para a sua informação e o seu entretenimento.
Cada real que você dá pela fotocópia não autorizada de um livro
financia o crime
e ajuda a matar a produção intelectual de seu país.

PANCADAS NA CABEÇA

As dificuldades na formação
e na prática da medicina

Ana Lucia Coradazzi
Ricardo Caponero

PANCADAS NA CABEÇA
As dificuldades na formação e na prática da medicina
Copyright © 2018 by Ana Lucia Coradazzi e Ricardo Caponero

Editora executiva: **Soraia Bini Cury**
Assistente editorial: **Michelle Neris**
Projeto gráfico: **Crayon Editorial**
Capa: **Alberto Mateus**
Diagramação: **Santana**
Impressão: **Sumago Gráfica Editorial**

MG Editores

Departamento editorial
Rua Itapicuru, 613 – 7º andar
05006-000 – São Paulo – SP
Fone: (11) 3872-3322
Fax: (11) 3872-7476
http://www.mgeditores.com.br
e-mail: mg@mgeditores.com.br

Atendimento ao consumidor
Summus Editorial
Fone: (11) 3865-9890

Vendas por atacado
Fone: (11) 3873-8638
Fax: (11) 3873-7085
e-mail: vendas@summus.com.br

Impresso no Brasil

*Aos médicos: nossos colegas,
nossos mestres e nossos alunos.*

Sumário

Prefácio 11

1. Para começar... 15
2. Por que ser médico? 18
3. A escolha da profissão 19
4. Vocação para a medicina 22
5. A formação do médico 26
6. Por que a educação médica é difícil? 27
7. Problemas na formação 30
   O tempo 30
   Brincar de médico 34
   O mau preparo 34
   A falta de mestres/modelos 36
   Residência médica e a técnica 38
   Esconder-se no jargão 41
8. Dificuldades na formação do médico 44
9. Primeiro contato com a morte 46
   Anatomia 48
   Pronto atendimento 50
   Enfermaria/ambulatório/consultório 53

10. O lado emocional da questão 55
    A origem das emoções 57
    Como lidar com as próprias emoções 59

11. O exercício da medicina 63
    As diferentes posturas 64
    Os colegas 76
    Nossos parentes e familiares 78
    Médico também é gente 80
    Angústias e incertezas 82
    Preconceitos 86
    Cansaço/esgotamento ("burnout") 89
    Fadiga por compaixão 92

12. Sobrevivência: a medicina como negócio 95
    O investimento 95
    A remuneração 97

13. O seu lugar no mundo 100

14. Mulheres na medicina 102
    A difícil tarefa de ser médica e mulher 104
    Mães médicas 106

15. Pancadas na cabeça 109
    As relações institucionais 111

16. Como lidar com tudo isso 114

17. Alguns problemas de maior relevância 116
    A comunicação com o outro 116
    Gente é um "bicho" complicado 119

18. O outro lado do diálogo 122
    A dificuldade de falar com quem não se conhece 124
    O paciente 126

Cada paciente é único, e se acha o único 127
A família do paciente 128

19. A medicina como relação comercial 131

20. "Oops" 133
"Erar é umano" 134
Aspectos jurídicos do exercício da profissão 136

21. Internet e mídias sociais 142
Exposição nas mídias sociais 144
A velocidade da informação 147
Divulgação científica na imprensa leiga 149

22. O que teríamos feito diferente 151

23. Por fim, mas não por último 154

Referências 156

Prefácio

Que pancadas são essas?

CHEGA ÀS MINHAS mãos – melhor dizendo, à minha caixa de e-mails – o rascunho deste livro, junto com um amável convite para escrever um prefácio. Sem abrir o anexo, aceito de bate-pronto, porque o remetente merece essa imediata atenção. São grandes a amizade e o respeito profissional que nos unem. Ao ler o título, vem a pergunta: que pancadas são essas?

Leio com atenção o sumário – condição imprescindível quando se enfrenta qualquer livro – e comprovo uma perfeita dissecção da prática médica. Um sumário sugestivo, apetitoso, um elenco de tópicos clássicos, mas ainda não intuo de que pancadas os autores estão falando; porém, eu já tinha levado a primeira.

Ao ler o sumário, recordei-me imediatamente de um magnífico livro que li há muitos anos, na versão espanhola, que tinha um título instigador: *El buen hacer médico*. Adveio a faísca e estava por iniciar os comentários a esses tópicos – as ideias surgindo em cascata irreprimível – quando lembrei: "Um momento, você está escrevendo um prefácio e não um comentário à obra". Tive de parar, foi a segunda pancada.

A seguir, deparo com a introdução, o motor de arranque, a motivação que leva os autores a escrever. De coração aberto, confessam que mesmo com um fatorial bem elaborado, os tópicos do sumário, o produto dista muito daquilo que deveria ser. São as dificuldades profissionais. As tais pancadas que o título aponta e agora descobrimos. *Pancadas na cabeça* é o resultado inesperado de um projeto que deveria sair redondo, mas... não sai, entorta, dista muito da teoria perfeita que fazia prever um final feliz. Feliz? Alice no país das maravilhas? Mas distante da realidade. O papel aceita tudo, e em educação médica há muito papel, toneladas de papel, reformas curriculares, modelos novos de educação e, no final, cadê o produto que eu almejava? Pancadas! Nada é mais desconcertante do que o caso concreto. A frase é clássica, mas parece que a autoria deve ser creditada a Eça de Queiroz, mestre do realismo contundente.

 O que fazer? Utilizar os entraves, dificuldades, equívocos, erros para aprender. Sábia decisão dos autores. Fazer limonada do limão. Eles advertem textualmente: "Ao ler e reler as páginas deste livro, durante o processo de redação dos textos, muitas vezes deparamos com fatos, informações e percepções que poderiam ter modificado nossas decisões durante a vida. Em nenhum momento tivemos a intenção de publicar um mapa para o exercício perfeito da medicina, ao contrário. Vimos em nossos erros e acertos a oportunidade de trocar experiências e crescer com elas. Da troca veio a percepção das coisas que poderiam ter facilitado nossa vivência profissional, e seria um desperdício não compartilhá-las aqui. Que fique claro que as colocações listadas a seguir são de cunho absolutamente pessoal e, portanto, não devem ser interpretadas como um guia prático. Foram escritas para ser degustadas, criticadas, ruminadas e, se for o caso, totalmente descartadas".

 Essas palavras me conduziram para o que penso ser o verdadeiro destino do livro. Um guia para a reflexão em conjunto.

Pode-se ler o livro sozinho, e fará pensar. Mas me atrevo a sugerir uma função que, em meu modo de ver, o tornará mais fecundo: um roteiro para discussão, uma base para os *workshops* que permita refletir sobre como ensinam e o resultado que entregam. Como disse o médico e educador americano Paul Batalden, "todo sistema está perfeitamente desenhado para produzir os resultados que oferece". Não podemos simplesmente reclamar do produto; temos de revisar o processo de fabricação, que, certamente, é defeituoso.

Desse modo, cada item exposto neste livro servirá como base da discussão. Sumariamente, porque não buscam os autores dar soluções, mas apenas trazer à tona as questões e problemáticas que como médicos eles enfrentaram na formação e enfrentam na vida profissional. É um verdadeiro roteiro para o método do caso.

O desconcertante do caso concreto – agora em frase francesa invocada pelos autores: "Dans la médécine, comme dans l'amour, ni jamais ni toujours" (na medicina, como no amor, nem nunca nem sempre). O imprevisto na medicina, decorrente da singularidade do ser humano, felizmente imprevisível, faz do médico um ser criativo, que se adapta, que utiliza a flexibilidade do seu bem--fazer médico como um artista. Por isso o médico deve ser um humanista na acepção clássica do termo. Como me dizia recentemente um amigo, prestigioso cirurgião plástico, "a medicina é uma arte que, por vezes, serve-se da técnica".

Se na medicina não há o nunca nem o sempre, e impõe-se a criatividade do artista, vale invocar outro francês, numa variação de seu pensamento, para colocar um ponto-final nestas linhas: "Je pense, donc je suis... Alors, je suis médecin". Vale o conselho como largada dessas reflexões educacionais: não busque respostas rápidas, refine as perguntas que você terá de fazer a si mesmo, reflita, pense. E sentirá as pancadas como golpes de martelo, que vão esculpindo o perfil do produto – do médico – que queremos formar.

PABLO GONZÁLEZ BLASCO

Médico, Ph.D e diretor científico da Sociedade Brasileira de
Medicina da Família e Educação Médica (Sobramfa)

1. Para começar...

CADA UM DE nós escreveu um livro que, em resumo, trata de nossas experiências cotidianas ao longo de anos de prática da medicina, de contato com nossos pacientes. Compartilhando de muitas ideias em comum, surgiu a proposta de escrevermos uma obra em conjunto, voltada a jovens médicos e baseada na "vida como ela é".

Quando pensamos em escrever um livro, sempre precisamos pensar se ele será útil, se ajudará alguém, se acrescentará algo, ou se será só mais um punhado de folhas de papel que ficará juntando poeira nas prateleiras de alguma livraria. Em nossa opinião, os livros hoje disponíveis têm sempre um foco meramente informativo, e pouco se fala da imensa quantidade de "pancadas na cabeça" que acabamos tomando até aprender a lidar com as dificuldades inerentes ao nosso amadurecimento profissional.

Claro que um livro impresso ou eletrônico jamais substituirá a atividade prática supervisionada. Ler manuais e praticar muito num simulador de voo não serão atividades suficientes para formar um piloto até que ele entre, de fato, num avião de verdade. Nenhum manual de voo, mesmo que mostre os erros e as catástrofes, vai substituir a vivência presencial, dentro do avião. Mas é claro que bons manuais e bom treino no simulador farão que se esteja muito mais bem preparado para enfrentar o "mundo real".

Assim, acreditamos estar contribuindo com uma parte do processo, relatando, de peito aberto, o que vivemos, de fato e de verdade, ao longo de nossa vida profissional, e esperamos com isso que outros possam se beneficiar dessa experiência. Claro que cada um terá de trilhar o próprio caminho, mas é mais fácil enfrentar as dificuldades quando alguém nos alerta sobre elas. Assim não somos pegos de surpresa, despreparados. Acreditamos que podemos fazer um livro bem melhor, mais honesto, e que seja, de fato, de alguma ajuda. Se não for o caso, num próximo livro poderemos discutir mais um de nossos fracassos. Como diz a frase atribuída a Thomas Edson: "Não falhamos, só descobrimos a milésima forma como as coisas não deram certo".

Não pretendemos fornecer uma "receita de bolo", nem um manual do "faça isso" ou "faça aquilo". Nem "dourar a pílula" e contar as proezas e maravilhas que fizemos. Quando tudo dá certo é ótimo, mas a vida, e a medicina em particular, não são assim.

Ambos tivemos, durante nossa formação dentro de hospitais universitários, a oportunidade de participar de reuniões que versavam sobre complicações e óbitos (ou seja, erros e fracassos), e essas talvez estejam entre as atividades que mais contribuíram para o desenvolvimento do bom senso na vida profissional que se seguiria depois. Em tais reuniões, parte-se do princípio de que nesses centros de formação os profissionais são extremamente qualificados e que se pratica um atendimento cientificamente impecável. Claro que nos dias atuais a restrição de recursos tornou essa situação utópica, mas mesmo num mundo ideal, na prática médica nem sempre as coisas dão certo.

Mostrar os casos de sucesso só serviria para inflar egos. Quando tudo vai bem, é fácil mostrar as vitórias e esperar pelos louros. Parecemos pescadores mostrando o grande peixe que fisgamos, mas, como diziam as mães, "super-heróis também vão ao banheiro". O ambiente do hospital universitário permite então discutir as causas e os motivos do resultado insatisfatório, e com isso aprender e se aprimorar. Perdemos isso na nossa prática diária. Num ambiente ideal, ninguém erra de propósito ou por ignorância, então, se algo deu errado, devemos aprender com o erro para não errar de novo. Aprender que podemos fracassar mesmo em condições técnicas ideais é algo valioso. Em geral as pessoas têm medo de expor suas dúvidas, seus fracassos, suas angústias. Erros são varridos para debaixo do tapete e dificuldades são trancafiadas a sete chaves. Isso só serve para que os mesmos erros e dificuldades se perpetuem, atravancando o progresso da própria medicina.

Temos conversado bastante com estudantes, que se mostram absolutamente ávidos por pessoas que os orientem, e não apenas transmitam informações. Eles descrevem seus professores na universidade como "tecnicamente muito bons, mas não é só isso que é ser médico". Buscam modelos, gente disposta a compartilhar e a ouvir suas angústias.

Aqui pretendemos oferecer um pouco disso. Não vamos exaltar aquela maravilhosa sensação de chegar em casa com a certeza do dever cumprido, de ter sido útil e produtivo. Isso é fácil! Ao contrário, tentaremos mostrar as dificuldades, frustrações, sofrimentos e desgraças do dia a dia, e contar um pouco da nossa experiência de levar "pancada na cabeça" (e os "galos" não são poucos!). Esperamos ser de alguma ajuda.

2. Por que ser médico?

É SEMPRE UMA boa ideia começar do princípio. Esclarecer as causas e a "fisiopatologia" ajuda muito na compreensão do quadro clínico e na precisão do diagnóstico. Aqui não seria diferente. Para entender as angústias e as dificuldades que enfrentamos em nossa profissão, nada melhor do que tentar compreender o que nos trouxe até aqui. Analisar as origens. Se você ainda não fez isso, faça! Essa é uma ótima oportunidade de refletir se estamos no caminho que realmente gostaríamos de estar, e se essa é nossa real vocação. Embora, é claro, uma resposta negativa nem sempre possa gerar uma mudança, uma vez que alguns comportamentos já estão cristalizados, já criaram fortes raízes e não têm mais condições (ou vontade) de mudar de rumo. Da mesma forma, uma resposta afirmativa não significa que não há problemas. Se estou no caminho certo, a pergunta seguinte é: aonde quero chegar? Esse caminho me levará até lá? Que medidas devo tomar para não me desviar da rota que tracei? Então, vamos começar do princípio.

3. A escolha da profissão

"O QUE VOCÊ quer ser quando crescer, menino?" Quando a resposta é "médico", sorrisos se iluminam ao redor da criança, sob os olhares dos pais orgulhosos e, algumas vezes, em meio a aplausos encantados. O "menino" compreende imediatamente que ser médico é "legal", algo que seus pais aprovariam e que seria motivo de admiração geral. E quem não quer ser o orgulho da família?

Infelizmente, não é raro ouvir de colegas a constatação de que fizeram a escolha errada, às vezes anos depois de formados e, sempre, depois de se decepcionar com sua rotina diária. Escolhas quase sempre podem ser revogadas e nosso livre-arbítrio nos permite mudar de rumo a qualquer momento da vida. Mas o que dizer quando a escolha envolveu anos de estudo, gastos financeiros consideráveis e imensas expectativas daqueles que amamos? A sensação de perda (ou fracasso) pode ser brutal, e até paralisante, incapacitando qualquer mudança de posição. E o que sobra é um médico frustrado, aprisionado nas próprias decisões e incapaz de viver sua vida de forma plena. Sim! Porque a profissão acaba por definir boa parte do que somos. Não "estamos médicos", tornamo-nos e "somos" médicos.

É claro que não existe fórmula mágica para ter certeza de estar fazendo a escolha certa. Há muitos motivos "certos" para alguém escolher ser médico, e não cabe aqui listá-los (até porque são de cunho muito pessoal). Mas podemos certamente discorrer sobre os motivos que não devem levar a essa decisão.

O primeiro deles é o dinheiro. Não, isso não é uma apologia à medicina como sacerdócio não remunerado, longe disso. Estamo-nos referindo à decisão de ser médico exclusivamente (ou quase) para acumular riqueza. Em primeiro lugar, medicina não é garantia de boa remuneração (em nosso país, menos ainda). E, mais importante: a imensa maioria dos médicos financeiramente bem-sucedidos (senão todos) é excelente profissional e exerce sua profissão com o cuidado e o carinho peculiares a quem gosta do que faz. Em outras palavras: o retorno financeiro é consequência do exercício competente da profissão, o que só é possível para quem se realiza plenamente com o trabalho que exerce. Como disse Einstein, "o único lugar em que o sucesso vem antes do trabalho é no dicionário".

Na lista de escolhas erradas fica também a impressão da facilidade de seguir os caminhos que algum parente – geralmente pai ou mãe – seguiu, com a ideia de herdar o consultório e a clientela. De fato, isso pode ser uma facilidade, e dar ao parente a sensação de que seu trabalho terá uma continuidade. O maior problema disso são as inevitáveis comparações. A história está cheia de atores medíocres filhos de grandes talentos da TV e de políticos corruptos filhos de grandes homens públicos. Com os médicos acontece a mesma coisa. Talento e vocação não são sempre transmitidos por DNA.

Muito parecida com a opção anterior, e não de todo errada, é a identificação. Querendo ou não, nossos pais são nossos primeiros modelos sociais. Se seu ascendente direto é feliz e bem-sucedido na profissão, é natural que esse seja um excelente modelo para seu desenvolvimento. O único detalhe é que essa precisa ser uma escolha pessoal e não uma imposição, caso contrário será como a piada da família em que todos eram advogados e o filho, quando discutiu com seu pai suas opções de carreira, ouviu dele: "Filho, faça o que você quiser, desde que faça Direito".

No final da lista fica ainda a escolha da medicina como forma de obter prestígio, poder, *status*, uma profissão glamorosa. A figura do médico é muitas vezes impactante, e pode sim exercer certo poder sobre as pessoas. Médicos mantêm uma aura de mistério em torno da sabedoria que carregam a respeito do corpo dos pobres mortais, e isso gera um fascínio difícil de explicar. Tal fascínio proporcionava benefícios, é verdade. Não era raro médicos serem convidados a passar à frente numa fila, por exemplo, ou ter preferência para estacionar, além de poder dirigir seu carro mesmo nos dias em que sua placa entraria no rodízio (morram de inveja, leigos!). Mas, acreditem, o preço a pagar pelos mimos e olhares admirados é extremamente alto. A privacidade do médico é violada sem escrúpulos e com frequência, momentos de descanso são interpretados como descompromisso e, pasmem, os orçamentos de quaisquer serviços são sempre bem mais caros se você for doutor. Assim, se o que você busca é simplesmente poder ou glamour, repense. Há formas bem menos trabalhosas de obtê-lo.

4. Vocação para a medicina

VOCAÇÃO É UM termo derivado do verbo latino "vocare", que significa "chamar". Trata-se de uma inclinação, tendência ou habilidade que leva o indivíduo a exercer determinada carreira ou profissão. Vocação é uma competência que estimula as pessoas a praticar atividades que estão associadas aos seus desejos de seguir certo caminho. Por extensão, vocação é um talento, uma aptidão natural, um pendor, uma capacidade específica para executar algo que vai lhe dar prazer.

A vocação profissional é a disposição natural que o indivíduo apresenta, observando suas habilidades, suas preferências, seus desejos, seu estilo de vida etc. – fatores estes que vão direcioná-lo em busca da profissão mais adequada para seu futuro.

O autoconhecimento, o interesse por determinado ramo de atividade, o mercado de trabalho, a realidade do trabalho no contexto social, seus projetos pessoais e as perspectivas de futuro para determinadas atividades poderão compor o ponto de partida para o processo de escolha de uma futura profissão.

No momento de decisão surgem incertezas, inseguranças, dúvidas, sobretudo pela pressão externa e pelo grande número de informações que o jovem geralmente recebe. Essa pressão é maior na medicina em função do investimento de tempo e dinheiro que estão envolvidos. Claro que é possível desistir do curso a qualquer momento, mas quanto mais ele avança, mais difícil se torna essa decisão. É possível desistir da profissão mesmo depois de formado, e muitos o fazem para seguir a carreira de escritores, políticos e até mesmo do direito médico, para citar alguns exemplos. Mas a escolha da medicina acarreta tantos aspectos que sua revogação é com frequência interpretada como insanidade. Um colega de faculdade, que desistiu da profissão logo após a formatura para ser ator, é até hoje lembrado como "aquele maluco bicho-grilo que foi para o teatro". Injusto e preconceituoso, sim, mas a decisão pela medicina traz consigo um peso difícil de mensurar.

A grande dificuldade enfrentada para obter aprovação no vestibular demonstra, a princípio, a existência de uma forte determinação para estudar Medicina. Evidentemente, tal determinação não garante que todos sejam detentores de vocação médica, mas já é um primeiro elemento.

É necessário fazer escolhas e ser dotado de abnegação para concentrar-se em objetivos em longo prazo. Enquanto muitos adolescentes curtem as baladas, as viagens e, muitas vezes, o início da maioridade, o candidato ao vestibular de Medicina volta-se para os estudos em tempo praticamente integral ("praticamente" porque, às vezes, eles ainda se alimentam e vão ao banheiro).

Um grau ainda maior de abnegação será necessário durante sua formação. Seus colegas do ciclo básico estarão se formando, casando, tendo filhos, e o estudante de Medicina ainda estará nos bancos das faculdades e nos corredores dos hospitais, inclusive durante a noite de Natal, na virada do ano e na Copa do Mundo. Estudantes de Medicina desejam "feliz dia das mães" por telefone, conhecem a noiva do irmão meses depois do restante da família e não participam da escolha do nome do cachorro da avó. Eles nunca estão lá.

Mesmo assim, suas ausências são perdoadas e compreendidas. Elas são o preço a pagar pela sua escolha, a qual é conscientemente motivada por altruísmo, curiosidade intelectual e interesse na relação humana. É uma nobre escolha. Embora apenas uma minoria faça, atualmente, uma imagem inteiramente favorável da profissão e boa parte acredite que terá a vida privada afetada pelo cotidiano profissional, em geral as expectativas são otimistas.

Grande parte dos alunos de Medicina acha que, durante o curso, terá dificuldades quanto à falta de tempo, à relação médico-paciente, ao excesso de matérias, ao estudo, ao estresse e ao exame de residência. Para eles, o bom médico deve ser altruísta em primeiro lugar. Além de humano, esforçado, responsável, humilde, calmo e honesto, também deve ser habilitado tecnicamente, ter boa relação com o paciente e gostar da profissão. Reparem que a imagem que os estudantes cultivam do bom profissional é permeada de características de um bom ser humano, muitas delas não passíveis de ser ensinadas. Em outras palavras, a pessoa tem de vir meio "pronta": precisa ter vocação. Estamos falando de adolescentes que veem sentido numa carreira difícil. Viktor Frankl, médico judeu que vivenciou os horrores dos campos de concentração alemães, escreveu que as pessoas são capazes de suportar qualquer coisa se enxergarem significado em seu sofrimento. É assim que médicos com vocação encaram sua profissão. Ela vale o sofrimento que causa.

Os anos de formação permitem que os futuros médicos confrontem a realidade, o que é parte fundamental de seu amadurecimento profissional. Eles elaboram as perdas inerentes à adolescência, desenvolvem expectativas ligadas principalmente à realização profissional e ao reconhecimento pessoal, são perseverantes e têm um superego tenaz. É assim que a vocação floresce e vai sendo lapidada.

A vocação médica transcende o gênero, mas há algumas diferenças em relação a como homens e mulheres se comportam durante o curso médico. As mulheres, em geral, têm mais maturidade emocional e boa capacidade de introspecção, buscam corresponder às expectativas parentais, sentem grande necessidade de ser amadas e apresentam uma leve tendência a quadros depressivos. Por sua vez, os homens apresentam maior dificuldade de lidar com seu mundo mental – principalmente com impulsos agressivos, que são mais intensos –, têm grande necessidade de diferenciação do pai e são mais competitivos e ambiciosos, porém mais inseguros quanto à própria capacidade.

Testes de personalidade mostram que as alunas tendem a ser mais sensíveis, delicadas e empáticas, enquanto os alunos são mais práticos, independentes, objetivos e criativos. Porém, quando se leva em conta todos os fatores de personalidade estudados, não há diferença entre os dois gêneros.

Mas não basta olhar para o comportamento que se espera que os médicos exteriorizem. Tão importante quanto as qualidades antes citadas são alguns aspectos da personalidade, como a capacidade de lidar com as próprias emoções, controlar a impulsividade, lidar com o sofrimento dos outros e com as dificuldades no exercício da profissão. É preciso suportar plantões, ser acordado várias vezes durante a noite e ser depositário da raiva e da angústia de pacientes e familiares, mesmo quando sua única "culpa" é ser a pessoa mais próxima no momento. Nessas horas, não há escapatória: se não tiver vocação, sua vida vai perder boa parte do sentido.

5. A formação do médico

NÃO HÁ DÚVIDAS de que a graduação é apenas uma formalidade na longa formação do médico, que começa muito antes da faculdade, na modelagem de seu caráter e personalidade. Os seis anos da faculdade dão o conhecimento mínimo para a obtenção do registro profissional, com a habilitação e a responsabilidade para a prática da medicina, mas o conhecimento que se tem nessa época é mínimo perto do que ainda se vai adquirir.

As fases de residência médica, especialização e, eventualmente, pós-graduação desenvolvem o conhecimento mais específico e a capacidade de aprender individualmente mediante a experiência da prática cotidiana, que continua para sempre. Não há fim para o aprendizado médico. O conhecimento se acumula, mas a ciência muda, mudam os conceitos, e estamos sempre num eterno aprendizado, longe de certezas e verdades absolutas.

6. Por que a educação médica é difícil?

A RESPOSTA PARECE simples: porque precisamos ensinar muito mais do que uma destreza técnica – devemos modificar uma pessoa para torná-la "médica". Isso envolve a capacitação científica, a habilidade pessoal e, o mais importante, a formação ética e humanista. Precisamos dar conhecimento, mas também incutir profundamente valores inegociáveis. É necessário que ajustemos a visão que a pessoa tem do mundo para que ela consiga enxergá-lo através dos olhos de seus pacientes. Bem menos simples e exato que receitar óculos de grau.

Essa é a ideia presente no juramento hipocrático, que diz: "Estimar, tanto quanto a meus pais, aquele que me ensinou esta arte; fazer vida comum e, se necessário for, com ele partilhar meus bens; ter seus filhos por meus próprios irmãos; ensinar-lhes esta arte, se eles tiverem necessidade de aprendê-la, sem remuneração e nem compromisso escrito; fazer participar dos preceitos, das lições e de todo o resto do ensino meus filhos, os de meu mestre e os discípulos inscritos segundo os regulamentos da profissão, porém, só a estes".

Hipócrates estava nos ensinando a importância de nos conectarmos ao mundo que nos rodeia, tomando cada paciente, colega, professor ou qualquer pessoa como fonte de ensinamentos, respeitando-os como a nós mesmos. Ele nos mostrava que o conhecimento médico não era só o aprendizado de uma habilidade técnica, mas também uma capacitação humana.

Os progressos científico e tecnológico redirecionaram a formação e, em determinadas áreas profissionais, minimizaram a importância das ciências humanas. Em algumas dessas áreas (especialidades), médico e paciente nem ao menos se conhecem, e dependendo do caso isso é totalmente aceitável. Em especialidades como a radiologia, a anatomia patológica e algumas outras, é necessário que o médico conheça o quadro clínico do doente, mas ele não necessitará, obrigatoriamente, conectar-se emocionalmente a ele. Contudo, quando formamos um médico não temos ideia de qual será sua área de atuação. Precisamos capacitá-lo para exercer sua profissão em qualquer situação, da mesa de cirurgia ao atendimento domiciliar, da saúde pública à sala de emergência, do laboratório clínico ao consultório. O bom desempenho da medicina não se abstém de priorizar a ética e valorizar a humanização do atendimento, qualquer que seja a área em questão, e "ética" e "humanização" são difíceis de ensinar. Na verdade, a única maneira eficaz de fazê-lo é por meio do exemplo.

Pode parecer um contrassenso que uma profissão que se iniciou com médicos que se mudavam para a casa dos pacientes para cuidar deles até que viessem a falecer, e que se esforçavam para reconduzi-los ao convívio humano porque consideravam que aliviar a solidão era parte de sua missão, tenha de passar por uma "recuperação" de conceitos tão intrinsecamente humanos quanto esses. Mas o fato é que, em tempos de tecnologias cada vez mais acessíveis e em maior número, os médicos acabaram "errando a mão" e exageraram no valor de tantas descobertas empolgantes, deixando as interações humanas em segundo plano. O humanismo ressalta-se como imprescindível às interações sociais. Na medicina, é a base estrutural da relação médico-paciente, e aliar os benefícios da tecnologia ao cuidado com o ser humano é essencialmente o papel do médico do século 21.

Diante dos limites da ciência, o médico também é aquele que acompanha e orienta tanto o paciente quanto os familiares na escolha de tratamentos, no sofrimento ante a doença e a morte e, até mesmo, em questões familiares que perpassam a relação conjugal e o desenvolvimento da sexualidade desde a adolescência. O médico não é um técnico que "troca uma peça", "aperta um parafuso"; ele é, muitas vezes, por si só, um formador do indivíduo saudável. Ou seja, formar um médico hoje extrapola – e muito – a simples transmissão de informações. Trata-se de transformar toda uma vida.

Desacreditados, desvalorizados, os profissionais com capacidade não só para instruir como para formar médicos deixaram de existir ou estão desmotivados para exercer sua real potencialidade de mestres. Os maiores prejuízos dessa escassez de grandes mestres ainda estão por vir, mas não é difícil prever que podem ser catastróficos.

7. Problemas na formação

NÃO HÁ DÚVIDAS de que estamos longe da formação ideal. Nem mesmo as reformas curriculares, das menores até as mais radicais, ainda não conseguiram encontrar um modelo amplamente satisfatório. Passamos do currículo "tradicional" para o "experimental", daí para o "PBL" (Problem-Based Learning) e variações, mas os problemas continuam. Como a formação do médico é longa e requer detalhamento e profundidade, nenhum currículo atingirá todos os objetivos num período limitado. A equação é conseguir o mínimo de tempo e conteúdos necessários para habilitar o profissional para a prática com segurança. Só o tempo vai dar a experiência e a segurança necessárias para a fluidez no exercício profissional.

O tempo

TAMBÉM NÃO HÁ DÚVIDAS de que a formação de um médico é algo que perpassa toda a sua vida. Estamos o tempo todo melhorando, aprendendo com a experiência, nos aprimorando. Não se trata de dominar uma habilidade técnica, como já discutimos, mas de formar um "ser" médico, e isso é trabalho de uma vida! Assim, se tivermos sorte, estaremos prontos no momento da nossa morte, mas aí será tarde demais para ajudar os outros.

Embora a formação seja um processo contínuo, é necessário estabelecer um momento em que julgamos o profissional habilitado para o exercício da medicina, da mesma forma que há um momento em que um piloto precisa assumir o comando de uma aeronave. Esse momento é a concessão do registro no Conselho Regional de Medicina (CRM), obtido automaticamente após a conclusão satisfatória do curso de Medicina em uma faculdade credenciada pelo MEC. E podem acreditar: é tão empolgante quanto assustador ter seu nome associado a um número no CRM.

Apesar de ser uma das formações acadêmicas mais longas – com duração de seis anos –, é sabidamente insuficiente para formar um técnico, que dirá a personalidade médica.

O estresse profissional já se inicia na fase de formação. Baldassim, Martins e Andrade (2006) avaliaram os traços de ansiedade em estudantes de Medicina aplicando o Inventário de Ansiedade Traço a todos os 603 estudantes matriculados no curso médico da Faculdade de Medicina do ABC em 2001. Oitenta por cento (481) dos estudantes das seis séries responderam ao questionário, tendo 20,1% marcado mais de 49 pontos, sugerindo a ocorrência de traços de ansiedade alta. Quase 80% marcaram entre 33 e 49 pontos, sugerindo ansiedade média. Nenhum estudante marcou menos que 33 pontos (traços de ansiedade leve). Isso mesmo: nenhum!

Os autores do estudo concluíram que o curso médico parece estar associado ao desenvolvimento de quadros ansiosos nos estudantes. Maiores taxas de sintomatologia ansiosa foram encontradas no início do curso, sugerindo dificuldades na adaptação de novos métodos de ensino, assim como no quarto ano que antecede o internato e no sexto ano, quando surgem, após uma bolha de calmaria no terceiro ano, as provas de residência. Os autores apontaram a necessidade da existência de programas que possam identificar e tratar esses alunos precocemente, o que é fundamental para o aprimoramento de futuros médicos.

Mas esses são os dados. Na prática, o estresse desses seis anos é impossível de medir. Vislumbrar a infinidade de conhecimento que temos a adquirir nesses seis anos é enlouquecedor. Durante todo o tempo nos pegamos virando a noite para estudar para uma prova, muitas vezes com tanto café no estômago (e no cérebro) que chegamos a ter taquicardia. Uma colega teve tantos tremores na hora da prova que não conseguia escrever. Outro adormeceu sobre a mesa, sendo acordado bruscamente pelo professor, que achou que ele estava colando. Médicos em formação costumam colocar sua saúde em risco com uma facilidade impressionante. Talvez seis anos seja o tempo limite para que nossa saúde não seja irreversivelmente comprometida...

Não se sabe ao certo de onde surgiu o cabalístico número seis como a quantidade ideal de anos para que um médico esteja pronto para cuidar de outras pessoas, e provavelmente nunca teremos uma resposta ideal e precisa. O desenvolvimento acelerado da ciência promove uma quantidade crescente e absurda de novas informações todos os dias, e o que cabia de informações nos seis anos certamente é pouco em comparação aos dias atuais. Por outro lado, a tecnologia permite que tais informações sejam acessadas com rapidez impressionante, culminando na otimização do tempo. Será então que seis anos continuariam sendo suficientes? Ainda seria possível ter contato com toda a informação técnica básica nesse período?

É importante ressaltarmos que uma grande revolução cultural está em curso. Uma pessoa era tida como culta quando tinha em sua memória a síntese do conhecimento disponível. Quanto maior era sua abrangência, mais culta essa pessoa era considerada. Na era do conhecimento digital, com a impossibilidade da memorização de todo o conhecimento, mesmo em áreas restritas do saber, os mais aptos não são os que detêm a informação, mas aqueles que sabem onde obtê-la rapidamente, analisando-a criticamente quanto à sua confiabilidade e relevância.

Na era da comunicação sem fio, com a informação procedente de diversas partes do mundo disponível nos telefones "inteligentes", não é mais tão necessário conhecer os dados, mas saber onde encontrá-los e como interpretá-los.

Quando o assunto é a formação do caráter do médico, a conta fica ainda mais complicada. Como saber quanto tempo é necessário para que uma pessoa aprenda a desenvolver a empatia? Quantas horas se leva para que alguém consolide o sentimento profundo de respeito ao próximo que deve ser intrínseco ao médico bem-formado? Quanto tempo se leva para incutir a ética na vida de alguém? De quantos meses precisamos para aprender a lidar com o turbilhão de sentimentos – às vezes conflitantes ao extremo – que permeiam a vida de um médico ao lidar com o sofrimento dos outros?

Seis anos pode ser muito. E também pode ser muito pouco. Impossível saber ao certo: cada pessoa tem necessidades e dificuldades de aprendizado únicas. O fato é que hoje o curso de Medicina é assim, e cabe aos aspirantes a médico ter a sabedoria e a maturidade necessárias para otimizar ao máximo seu aprendizado nesse período, transformando-os em dez, 15 ou quantos anos forem necessários para que se tornem profissionais admiráveis. Simples e complicado assim.

Brincar de médico

Dados do Conselho Federal de Medicina, de acordo com estudo da demografia médica no Brasil, em 2013, mostram que, dos 388.015 médicos em atividade no Brasil naquela época, 54% tinham uma ou mais especialidades. Os outros 180.136 profissionais (46%) não tinham título de especialista emitido por sociedade de especialidade ou obtido após conclusão de residência médica. Esse dado insere um elemento preocupante para a assistência, levando-se em conta a deterioração da qualidade do ensino médico e a falta de vagas nas residências médicas para todos os egressos dos cursos de graduação.

Com o incremento desenfreado dos cursos de Medicina e a insuficiência crescente das vagas de residência médica, esse cenário com certeza está se agravando, fazendo que muitos "profissionais" estejam por aí "brincando" de ser médicos. Isso é doloroso e desconfortável, mas real. Qualquer colega que passa pela residência médica constata, logo em seus primeiros meses, quanto não estava preparado para exercer a medicina no dia de sua formatura. Não se trata da necessidade de ser um superespecialista para ser um bom médico. A questão está muito mais relacionada à complexidade da profissão em si, que vale para qualquer ato médico.

O mau preparo

Em 2011, uma avaliação do Conselho Regional de Medicina do Estado de São Paulo com estudantes do sexto ano de Medicina de várias universidades paulistas atestou que quase 50% deles não sabe interpretar radiografia ou fazer diagnóstico depois de receber informações dos pacientes. O baixo percentual de acertos em campos essenciais da medicina, como saúde pública (49% de acertos), obstetrícia (54,1%), clínica médica (56,5%) e pediatria (59,3%), é alarmante.

A formação técnica deficiente é o principal motivo da enorme preocupação que rodeia o meio médico acerca da abertura de grande número de vagas nos cursos de Medicina, especialmente em regiões afastadas e de difícil acesso. Estaríamos sendo ingênuos ao acreditar que, no âmbito das estatísticas, uma maior quantidade de médicos formados significaria mais qualidade de atendimento para o paciente.

Se a formação técnica é deficiente, mais o é a formação humanística. Como afirma Pablo González Blasco (2011, p. 26):

> É de todo ponto de vista evidente que o doente não se esgota na doença. Estar doente é uma condição, e não um modo de ser. A condição de estar doente será vivenciada de acordo com o ser – no sentido metafísico, ontológico da palavra – afetado por ela. Daí que a doença se nos apresente sempre personalizada, instalada em alguém concreto, numa pessoa determinada, que vivenciará a sua doença de acordo com o seu ser pessoal.

O preparo do médico deve ser, portanto, mais do que o conhecimento técnico da doença, o qual é necessário, mas não suficiente. O preparo adequado é o aprendizado da percepção e compreensão real do outro. É isso que não estamos preparados para enfrentar, pois não podemos ficar indiferentes. O outro nos desperta emoções, e não aprendemos a lidar com elas. Não gostamos de problemas que não sabemos resolver.

Aumentar o número de vagas nos cursos de Medicina não significa necessariamente aumentar o número de médicos, pelo menos não no sentido real da profissão. Existe até hoje uma brincadeira entre formandos na qual receber o CRM é o mesmo que ganhar sua "licença para matar". É brincadeira, mas é absolutamente real. Sem a estrutura e o planejamento adequados, teremos, sim, um grande aumento no número de técnicos em Medicina malpreparados para lidar com a complexidade de seus pacientes e capazes de cometer os absurdos aos quais, infelizmente, assistimos nos jornais televisivos. Um perigo e tanto, e um cenário assustador.

A falta de mestres/modelos

A PROLIFERAÇÃO DE CURSOS de Medicina priorizou a quantidade de médicos formados, mas não a qualidade. O rápido crescimento das faculdades criou uma demanda de professores que não pode ser adequadamente atendida. Muitas vezes o professor é um médico que acabou de completar sua formação técnica e, na melhor das hipóteses, concluiu a pós-graduação, mas quase sempre sua vivência prática na profissão não é suficiente para servir de modelo de atuação humana, ou mesmo de rigor técnico. Falta-lhe inclusive maturidade pessoal, impelindo-o a posturas autoritárias ou inseguras que em nada acrescentam para a formação dos novos médicos. Não é incomum encontrar alunos com mais conhecimento que seus professores, ou que dispõem de uma habilidade espetacular para lidar com os pacientes que deixa seus mentores no chinelo.

Certa vez, dois jovens docentes envolveram-se numa discussão acalorada a respeito do que deveria ser feito para uma paciente com insuficiência cardíaca grave. Um grupo de alunos assistia à exibição dos dados mais recentes da literatura pertinente, impressionado com a perspicácia de um e de outro, sem conseguir eleger qual deles tinha razão. Em dado momento, uma enfermeira interrompeu o debate, dirigindo-se a um deles:

— Doutor, desculpe-me interromper, mas é que a dona Maria Letícia faleceu...

O médico, irritado com a interrupção da sua linha de raciocínio, vociferou:

— Mas quem é essa dona Maria, pelo amor de Deus?!

A enfermeira, constrangida, respondeu:

— Desculpe-me, é que como o senhor tem discutido o caso dela a tarde toda, achei que a conhecia.

Não é necessário descrever o silêncio que se seguiu à fala dela.

Situações como essa infelizmente têm se tornado cada vez mais frequentes nas faculdades médicas. O que preocupa é o tipo de modelo que um estudante, cujo caráter e ética estão em formação, levará para sua vida. Não se trata de falta de competência técnica de professores mais jovens. Muitos deles são extremamente habilitados. O problema é que a qualidade da medicina, como os bons vinhos, melhora com o tempo, e não há como acelerar o processo, em especial no que diz respeito à competência humanista.

Assim como uma criança se espelha em seus pais para moldar seu caráter e suas crenças, um estudante de Medicina precisa de modelos profissionais que transcendam a mera transmissão de informações. Até porque a informação hoje está ao alcance dos seus polegares, não sendo mais necessário um médico para transmiti-las. O professor hoje passa a ter muito mais responsabilidade no sentido de ajudá-los a filtrar e interpretar as informações que são derramadas como cascatas sobre a cabeça de cada um, e isso exige que ele próprio tenha vivenciado as situações de dúvida de seus alunos. Ou seja, o professor só passa a ser realmente um "mestre" após um bom período envelhecendo num "barril de carvalho".

Certa vez, ao ser questionado por uma aluna se a cardiologia seria uma boa escolha, um desses mestres inesquecíveis respondeu:

— Filha, a cardiologia é uma ótima especialidade, desde que você seja uma excelente cardiologista. Para isso, antes você precisa se esforçar para ser uma médica excelente. E não há outro jeito de ser uma médica excelente que não seja sendo uma pessoa excepcional. Então, olhe para cada paciente seu como a pessoa única que ele é, independentemente de ele ter um problema cardíaco ou não. Aprenda tudo que puder com ele, com o ser humano que ele é. Quando você perceber, sua escolha já estará feita.

São os mestres assim, que ensinam a medicina como a arte que ela é, que estão desaparecendo das faculdades. É assim que eles garantem que um aluno considere a medicina um modo de vida em vez de uma profissão. Em vez de entregar o peixe, eles ensinam o estudante a pescar.

Residência médica e a técnica

RECONHECENDO A INSUFICIÊNCIA NA formação, em 1889 William Halsted criou o primeiro programa regular de residência médica no departamento de cirurgia da Johns Hopkins University. Em 1890, na mesma universidade, William Osler implantou o sistema de residência médica para especialização em Clínica Médica.

Hoje, a maioria dos programas de residência se estende por um período mínimo de dois anos e, para áreas de acesso indireto, dois anos seguidos por mais dois a três de especialidade, perfazendo um total de 11 anos. Isso garante uma formação tecnicamente perfeita e mais maturidade, mas não menos angústias na profissão. Tampouco garante uma formação humanista adequada.

Às vezes, o manto da técnica serve para "calejar" o lado humano, tornando esses profissionais quase autômatos tecnicamente muito aptos (embora não perfeitos!), mas totalmente insensíveis aos sofrimentos do outro. Esses são os profissionais que, em geral, tratam a "angina do leito 22", a "colecistite aguda calculosa que chegou de madrugada" ou o "câncer de rim terminal".

Na Faculdade de Medicina de Botucatu havia um docente que ficou conhecido por corrigir incansavelmente os residentes que iniciassem a descrição dos casos com frases do tipo "A dona Maria é um megaesôfago chagásico" ou "O leito 4 tem 32 anos", entre outras. Ele interrompia imediatamente a narrativa, com a mão direita levantada, e constrangia o aluno com colocações como "Eu já vi alguns megaesôfagos na patologia, mas nenhum tinha esses olhos lindos da dona Maria..." Quem passava pelo "constrangimento" levava a lição para sempre.

O fato é que a residência médica nos permite colocar em prática o que aprendemos na faculdade, mas ainda sob os olhos de quem sabe mais que nós. O CRM é só nosso, mas a responsabilidade é compartilhada. Ou deveria ser. Na prática, é comum que o residente se veja tomando decisões complexas sozinho, e os motivos são vários.

Um deles é o constrangimento. Não é tão incomum, em programas de residência médica, encontrarmos docentes que acreditam na humilhação como forma de estimular a autonomia dos residentes. Certa vez, durante um plantão, um colega recebeu uma paciente vítima de picada de cobra. A moça estava mal e com muita dor, e o colega nunca tinha deparado com um acidente como aquele. Inseguro, foi até o quarto de plantão do docente para discutir o caso e ouviu dele algo como "E você está fazendo o que na minha porta em vez de ir estudar? Não tem vergonha de não saber lidar com uma porcaria de uma picada de cobra nessa altura do campeonato?" Não é preciso ser adivinho para saber que o colega desenvolveu um receio paralisante de discutir suas condutas depois desse episódio lamentável.

Outra situação é a rapidez com que certas decisões precisam ser tomadas. Não há tempo de esperar o docente chegar se seu paciente estiver em parada cardiorrespiratória ou em choque hemorrágico. O residente olha para um lado, depois para o outro, respira fundo e torce para que lhe venha à mente algum conhecimento que lhe seja realmente útil naquele momento. Não dá para entrar em pânico e gritar para alguém chamar um médico. E é assim que nos vemos debruçados sobre o peito de alguém durante o plantão, conduzindo sozinhos uma situação de emergência pela primeira vez na vida. A boa notícia é que, na maior parte das vezes, damos conta do recado, sabe-se lá se por fruto dos anos de estudo ou por obra de alguma Nossa Senhora Protetora dos Residentes Desesperados.

Além disso, a residência é essencial para aprofundar seus conhecimentos técnicos na área que lhe pareceu mais atraente durante a graduação. Você, que fez apenas voos rasantes sobre o traçado de um eletrocardiograma, ou suou a camisa dando uns malfeitos pontos na perna de alguém, agora vai se pegar mergulhando nos complexos mecanismos das arritmias cardíacas ou desenvolvendo uma perícia impressionante para que suas suturas não deixem cicatrizes. Ao final da residência, você mal vai acreditar em como estava malpreparado quando começou.

Esconder-se no jargão

EM QUALQUER PROFISSÃO, UMA das formas de ostentar uma fachada de conhecimento é utilizar uma semântica que seja incompreensível para os outros. Um código compartilhado apenas pelos "iniciados", que cria a sensação de pertinência a uma classe específica de pessoas. Na medicina, é o vulgo "mediquês".

O uso de jargões faz todo sentido quando a pessoa com quem se conversa compreende seus significados. É uma forma de comunicação prática e direta, baseada em termos que não deixam dúvidas quanto ao que significam.

Os problemas começam quando tais termos não fazem parte do repertório ou da vida diária do interlocutor. Mesmo entre médicos, o uso de jargões pode dificultar o diálogo. Um oncologista provavelmente compreenderia de imediato um código estranho como "a paciente tinha um ductal GI com sentinela negativo, e a imuno era RH positivo e her2, negativo". Já um pediatra ou um ortopedista não faria a menor ideia do que estava ouvindo. Nada que coloque o oncologista na posição de ser superior, pois este também não teria a menor noção do que seria um "Mobitz tipo II", e talvez até comprasse um "cremaster" novinho.

Assim, excetuadas as situações em que há uma compreensão homogênea da linguagem, o uso de jargões só faz algum sentido se a intenção é exercer poder sobre seu interlocutor (um motivo que, convenhamos, não é dos mais nobres). No Brasil, em especial, quando não entendemos o que o outro diz, a tendência é não demonstrar a própria ignorância e deixar que ele fale, enquanto concordamos timidamente com a cabeça. Saímos do monólogo sentindo a incômoda sensação de inferioridade e incompetência, além de elevarmos nosso conceito sobre o profissional em questão. Afinal, ele domina assuntos que nem sequer sabíamos que existiam.

Mas os maiores problemas do uso do jargão médico estão muito mais relacionados à prática médica diária do que aos relacionamentos profissionais. O objetivo máximo da medicina é ajudar os pacientes em todos os aspectos possíveis. A ideia é auxiliá-los a prevenir doenças, diagnosticar seus males, tratar o que for tratável e aliviar seu sofrimento. É difícil imaginar que uma paciente que nem sequer concluiu o ensino fundamental vá entender a importância da prevenção do câncer de colo uterino se seu médico explicar simplesmente: "Não se esqueça do Papanicolau todo ano, certo?" É bem capaz de a moça sair anualmente em busca do "Papa Nicolau" pelas igrejas de sua cidade.

Não há sentido em utilizar o jargão médico com os pacientes, a não ser que sejam médicos também, ou da área da saúde. Isso serve apenas para inibi-los e constrangê-los. Eles farão menos perguntas e tomarão menos do tempo do médico, é verdade. E podem até admirar sua competência e sabedoria, o que massageia o ego do médico em questão (principalmente se ele sofrer de insegurança crônica). Mas também não seguirão o tratamento de modo correto e possivelmente não retornarão mais para consulta. Isso sem contar os prejuízos que podem se originar dessa comunicação truncada. Uma colega confidenciou uma vez que tinha orientado a mãe de uma criança cheia de piolhos a "fazer uso tópico" de determinado medicamento. A mãe trouxe a criança dois dias depois, passando muito mal, porque a medicação tinha sido administrada por via oral. A médica a interpelou, horrorizada, e ouviu a resposta constrangida da mãe: "Doutora, eu não sabia o que era esse tal de tópico. Só entendi que era pra dar o remédio, e eu dei certinho". O jargão médico pode ser bem mais abrangente do que o médico imagina. E seu uso desnecessário pode resultar numa medicina de péssima qualidade.

8. Dificuldades na formação do médico

A **PRINCIPAL QUESTÃO** na formação dos médicos é que não basta o ensino de uma habilidade (cirúrgica) ou uma lógica de raciocínio (clínico) dentro de um aspecto estritamente técnico. Hoje sabemos que robôs podem ter destreza e agilidade maiores que cirurgiões humanos, e algoritmos de decisão podem ser menos falíveis que qualquer raciocínio clínico. Mas há o imponderável, a nuança, o fator surpresa, o contato com o outro. E o "outro" transcende o diagnóstico, o problema: ele é um ser que sofre. Mais do que um corte preciso ou um medicamento correto, o paciente requer o contato humano, a presença do médico como ser semelhante. Por isso, nunca se falou tanto em humanização da medicina, o que parece até um paradoxo à primeira vista. Como uma ciência voltada para o cuidado com seres humanos pode se "desumanizar"? Mas não, "medicina humanista" não é um pleonasmo. Essa é uma necessidade real: resgatar o lado humano numa profissão que se tornou absolutamente tecnocrática.

Para capacitar esse profissional, é preciso mais do que o conhecimento formal. É preciso "treinar" o humano, desenvolver empatia, ética e outras características fundamentais para a formação de um "bom médico". Colocamos entre aspas porque vale a consideração se, aqui sim, não há um pleonasmo. Será que "maus profissionais" ainda poderiam ser chamados de "médicos"?

Transformar o homem comum em médico é como transformá-lo em soldado. Ninguém é soldado profissional por natureza. É preciso desenvolver habilidades físicas e mentais, patriotismo exacerbado e um novo conceito de moral para situações extremas, algo inusitado na vida comum. Essa mudança não é um paramento que se veste. Por isso, parafraseando (ao contrário) um ex-ministro, "não se está médico, se é médico". Mais do que capacitar um técnico, a formação médica molda o homem em sua personalidade. Talvez a essência não mude. As pessoas que procuram a medicina e se adaptam a ela têm em comum alguns traços essenciais de personalidade, mas, afora a essência, todo o restante, inclusive as relações interpessoais, se modifica. Uma vez que você incorpora a essência da medicina, não há mais como se fechar às modificações que ela executa em você. Sua existência se expande irreversivelmente.

9. Primeiro contato com a morte

UMA DAS PRIMEIRAS dificuldades é o contato com a morte. A maioria dos médicos inicia a faculdade entre 17 e 25 anos, ao final da adolescência, ainda jovens, quando a morte não é um acontecimento presente em seus pensamentos nem em seu cotidiano. Quando muito, presenciaram o falecimento de algum parente, e em geral assistiram ao evento de uma distância razoável, já no velório.

A morte, desde sempre, apavora. Embora os futuros médicos tenham consciência de que precisarão lidar com ela em algum momento da vida, eles nutrem a ilusão de que esse momento tardará a chegar. Só que não tarda. E, mesmo que tarde, seu impacto é igualmente complexo. O medo que se tem da morte está enraizado na ameaça da perda.

Existem países onde a morte é motivo de comemoração, como no México, em que o Dia dos Mortos reúne famílias inteiras nos cemitérios, ao som das músicas preferidas do falecido, com seus comes e bebes favoritos e um clima de total celebração. Para os japoneses, é um evento que merece respeito e reverência, encarado como a finalização de um ciclo, sem nenhuma conotação de tragédia. No Brasil, no entanto, é muito diferente: a morte é um evento trágico, que deve ser evitado (e até escondido). Para nós, ela é triste, deprimente, e tem uma forte conotação de perda e fracasso. Não à toa estudantes de Medicina se sentem receosos diante da perspectiva de lidar com isso.

No congresso da Sociedade Brasileira de Medicina da Família e Educação Médica (Sobramfa) realizado em Campos do Jordão, em setembro de 2015, a noite pré-congresso foi dedicada a uma sessão de narrativas, algumas delas feitas por estudantes de Medicina. Reiteradamente, história após história, observamos quanto o contato com a morte pode ser problemático, principalmente quando ela ocorre em pacientes dos quais temos mais dados biográficos. Quanto maior o contato com o paciente, mais a morte é sentida.

Há alguns anos, uma aluna de Medicina se mostrou aterrorizada porque ia iniciar seu estágio na hematologia e tinha medo de não saber lidar com pacientes morrendo, em especial porque ela mesma tivera leucemia. Numa das conversas, ela pediu para ficar uma semana acompanhando o atendimento, para assistir como nós, "profissionais experientes", lidamos com isso. Ficamos surpresos, na verdade, porque os alunos não costumavam se interessar em aprender a lidar com a morte assim, ao vivo. Em geral buscavam informações teóricas, de preferência uma fórmula mágica que eliminasse o desconforto. Mas a angústia dela, além de inspiradora para nós, era apenas o prenúncio de uma tendência. Hoje, é comum encontrar alunos de Medicina expondo sua insegurança diante da terminalidade e procurando novos caminhos.

A identificação pessoal com o paciente incrementa o compartilhamento de sentimentos, mudando de forma drástica o impacto de sua morte sobre o profissional que o assistiu. A troca é menos intensa quando o outro é socioculturalmente muito distinto de nós mesmos, mas ela se intensifica na mesma medida de nossa identificação com o outro. Assim, quem já vivenciou intensamente a perda de um parente próximo por câncer, por exemplo, experimentará a morte de seu primeiro paciente oncológico de uma forma bem diferente de um colega que nunca passou por isso. Por outro lado, dependendo da sensibilidade do colega, basta que o paciente seja humano para que tal identificação pessoal aconteça. Não há uma classificação de risco que determine quais de nós são mais ou menos sensíveis à vivência da terminalidade, ou um ponto de corte a partir do qual nosso envolvimento com a pessoa falecida comece a comprometer nossa saúde mental (e nosso desempenho profissional). Somos tão heterogêneos quanto nossos pacientes.

Treinar médicos para lidar com a morte é tentar encontrar o equilíbrio entre manter o amor e a compaixão ao mesmo tempo que se pratica o desapego. É preciso aprender a se desapegar de tudo que se tem medo de perder. Se você deseja ardentemente que todos os seus seres amados vivam para sempre, está almejando coisas que não pode escolher e que não dependem de você. A única alternativa é direcionar suas energias apenas para o que está sob seu poder. A morte, muito mais frequentemente do que gostaríamos, não está.

Anatomia

ATUALMENTE MUITOS CURSOS DE Medicina ensinam anatomia de forma virtual, em computadores e simuladores, quer pela evolução tecnológica, quer pela dificuldade de acesso ao recurso à dissecção de cadáveres humanos, que ficou comprometida em função da falta de doação de corpos, ameaçando inviabilizar esse método de aprendizagem médica. No entanto, ainda há os que passam pelas salas de anatomia logo no primeiro ano da faculdade. Ao mesmo tempo que o cadáver, com sua imagem deformada pela conservação em formol, com sua cor castanha e seu aspecto retorcido pela desidratação, distancia-se da aparência de uma pessoa viva, não se pode afastar o pensamento de que aquele corpo pertenceu a uma pessoa.

A "oração ao cadáver desconhecido" diz: "Ao curvar-te com a lâmina rija de teu bisturi sobre o cadáver desconhecido, lembra-te que este corpo nasceu do amor de duas almas; cresceu embalado pela fé e esperança daquela que em seu seio o agasalhou, sorriu e sonhou os mesmos sonhos das crianças e dos jovens; por certo amou e foi amado e sentiu saudades dos outros que partiram, acalentou um amanhã feliz e agora jaz na fria lousa, sem que por ele tivesse derramado uma lágrima sequer, sem que tivesse uma só prece. Seu nome só Deus o sabe; mas o destino inexorável deu-lhe o poder e a grandeza de servir a humanidade que por ele passou indiferente". A oração foi feita justamente para causar desconforto, lembrando a todos nós que o corpo sobre a mesa é bem mais que um instrumento de aprendizagem. O desconforto, nesse caso, serve para manter o respeito.

Às vezes, o desconforto é tanto que a saída é apelar para o humor. Não faltam brincadeiras funestas nas salas de anatomia, com comentários feitos às costas do professor. "Esse 'sartório' dava um churrasco fantástico!", "Ei, me ajuda aqui, esse cara parou de respirar!" e coisas do gênero. Fora do contexto de uma sala de anatomia cheia de recém-saídos da adolescência, esse tipo de comentário pode parecer desrespeitoso e vulgar. Mas não é. O humor é um mecanismo poderoso de que nós, humanos, dispomos para lidar com situações que nos perturbam, com as quais não sabemos lidar. Até hoje, não há notícias de que alguém tenha se tornado um médico sádico porque contava piadas na sala de anatomia. Basta que a brincadeira tenha limites, ninguém vai começar uma guerra de úmeros no meio da aula. Relaxou? A tensão passou? Mãos à obra: vamos aprender o máximo que pudermos com essa pessoa cujo corpo sem vida foi deixado aos nossos cuidados.

Pronto atendimento

AO COMPLETAR O CICLO básico da formação, inicia-se o contato com os pacientes. Geralmente as turmas são divididas em grupos que se revezam nas diversas áreas do hospital. Mais cedo ou mais tarde, esses jovens passam pelas salas de pronto atendimento e terão contato com quadros emergenciais graves, paradas cardíacas e politraumatizados. Alguns desses casos, felizmente, serão resolvidos, com resgate do paciente para a vida. Outros, no entanto, não terão a mesma sorte e evoluirão a óbito.

Diferentemente da sala de anatomia, onde havia cadáveres desfigurados, aqui as pessoas chegam vivas (pelo menos a maioria delas), mas acabam falecendo. Muitas vezes esse é o primeiro contato com o processo de morrer, mas com pessoas das quais, na maioria das vezes, nem sequer sabemos o nome. Com sorte, alguém da família estará junto para dar algumas informações básicas. "Ele tinha cirrose, doutor." "O médico dela disse que o coração ia parar a qualquer momento." E é só.

Mesmo nos casos em que há algum tempo hábil para colhermos informações mais aprofundadas, o viés na relação com o paciente é sempre gritante: aquela pessoa, para nós, passou a existir há poucos minutos. Não podemos imaginar que era um avô maravilhoso, ou que adorava ir à praia, ou que sua lasanha à bolonhesa era imbatível. O paciente na sala de emergência é definitivamente mais que um corpo, mas é bem menos que uma pessoa.

Numa emergência, talvez essa despersonalização do paciente seja uma vantagem. Hoje os protocolos de conduta em emergências estão bem estabelecidos e os procedimentos a ser adotados em cada caso não deixam muitas dúvidas. Isso é feito justamente para que o médico não tenha de perder um tempo valioso elucubrando que conduta deve ser tomada. O tempo, aqui, faz a diferença entre salvar a vida do paciente e perdê-lo. Dessa forma, pouco importa sua história de vida. A prioridade é a história recente do seu corpo físico. Quando a morte acontece, foi só um corpo que morreu. A pessoa que o habitava ficará na lembrança apenas de quem a conheceu antes.

No artigo "**Ensinar empatia é possível?**", o professor Marco Antônio de Carvalho Filho (2015, p. 34), da Unicamp, escreveu:

> Não temos espaço no currículo médico para refletir sobre as emoções que essas experiências despertam. Esses sentimentos acabam sendo reprimidos, muitas vezes considerados tabus e, eventualmente, um sinal de fraqueza... Muitas vezes, esbarramos em uma tradição, nem sempre verbalizada, de que "médicos que sentem" podem ter sua capacidade técnica e seu raciocínio clínico prejudicados.

Na prática médica diária, o exercício da empatia é sem dúvida valioso. Diante da iminência da morte, porém, o contexto é bem mais complexo, e a festejada empatia pode mesmo se tornar uma pedra – das grandes – no caminho.

Um colega não conseguiu concluir a intubação de uma paciente jovem recém-chegada ao pronto-socorro porque ela era incrivelmente parecida com sua irmã mais nova. Nem o fato de que a paciente tinha outro nome e de que a irmã morava a 500 quilômetros dali foi suficiente para afastar da mente dele a sensação de a estar reanimando. Depois de passar o laringoscópio para outro plantonista, ele saiu da sala de emergência aos prantos, buscando freneticamente o celular para se certificar de que a irmã estava bem.

Cabe a nós saber em que momento não podemos deixar as emoções guiarem nossos atos, e também identificar os momentos em que elas são tudo que temos a oferecer. O desafio é que ambas as situações podem se apresentar quase simultaneamente. Imaginem um médico que acaba de sair de uma parada cardíaca de um paciente que chegou com um infarto fulminante do miocárdio. Ele seguiu o protocolo padronizado, fez todas as manobras de ressuscitação, administrou as drogas preconizadas, tudo isso no tempo adequado para uma emergência desse porte. Durante os procedimentos, nem sequer olhou para o rosto do paciente. Não reparou na cor de sua pele, ou na aliança na mão esquerda, nem mesmo na camisa de time que ele vestia. Seu foco era totalmente voltado para tirá-lo daquela situação de ameaça à vida, e qualquer desvio de atenção para fatos que não fariam diferença na conduta poderia prejudicar o desfecho. Aqui, emoções pessoais não têm espaço. Mas eis que o paciente não resiste e vem a falecer. Esse mesmo médico frio e distanciado precisará conversar com a esposa dele, chorando ansiosa na sala de espera, para explicar que seu marido não voltará para casa. Ele pode ouvi-la perguntar, desesperada, como contará para as crianças, ou como viverá sem ele dali para a frente. E ali, naquele momento, tudo que ele poderá oferecer a ela será sua compaixão, sua empatia, seu apoio. Só terá sobrado a emoção. Pois é... A morte tem sempre muitas faces.

Enfermaria/ambulatório/consultório

TALVEZ A FASE MAIS empolgante da formação médica seja o início das atividades nas enfermarias dos hospitais, ou em seus ambulatórios. Nesse contexto, os pacientes adquirem nome e sobrenome, passam a ter uma história, uma biografia. Quanto mais tempo acompanhamos nossos pacientes, mais ficamos sabendo de sua vida, suas angústias, seus desejos. Reconhecemos neles virtudes admiráveis e defeitos abomináveis. Quanto mais conhecemos deles, mais próximos de nós eles ficam. Aqui a morte desperta outros sentimentos.

O primeiro óbito de um paciente com o qual estabelecemos um vínculo pessoal pode ser algo totalmente diferente do que experimentamos até então. Tal acontecimento pode ter repercussões intensas e complexas sobre um jovem médico, e para cada um a experiência é única. Mesmo assim, é difícil encontrar um colega que se lembre dessa primeira vez como algo tranquilo e sem nenhuma dificuldade. Na verdade, para a maioria de nós é algo bastante complicado.

— Doutor, o senhor pode atestar o óbito da dona Maria?

A enfermeira faz a pergunta como quem quer saber o que você prefere para o jantar. Para ela, a morte de um paciente deixou de ser novidade há muito tempo. Para o doutor, está bem longe disso. Ele vai, em pânico. O corredor que o separa do quarto da dona Maria se alonga por quilômetros. Durante os infinitos segundos que ele leva no trajeto, centenas de imagens passam pela sua cabeça. Dona Maria dando risada, deixando a comida cair no lençol. A filha dela, que está noiva e deve se casar em um mês. O jeito como dona Maria ficou com medo quando ouviu que não iria para casa tão cedo. Ele se pergunta como reagirá diante do corpo, tenta relembrar os procedimentos para atestar a morte, imagina se dona Maria já estará gelada, se seus olhos estarão abertos ou não. E a família? Meu Deus, e se a família dela estiver lá, como falar com eles?

Ele olha para os lados, procurando uma boa alma com mais experiência para orientá-lo nessa hora: ninguém. Só encontra o olhar da enfermeira, já meio impaciente, esperando que ele conclua seu serviço para que ela possa terminar o dela. Respira fundo e vai. E seja o que Deus quiser.

É assim que aprendemos a lidar com algo tão complexo quanto a morte. Sem ensaios, sem protocolos, sem alguém para nos mostrar. E, quando aprendemos, também não ensinamos aos outros. Muitas vezes porque ninguém está por perto para assistir – a salinha de prescrição ou a cantina certamente é mais sedutora do que assistir a alguém atestando um óbito e conversando com a família. Não é raro médicos tirarem no "par ou ímpar" quem vai executar a tarefa inglória. Mas, às vezes, não ensinamos porque nós mesmos ainda temos dúvidas sobre nossa capacidade de lidar com isso. Dói, e médicos não gostam de mostrar dor. Também não gostam da ideia de aceitar a morte como parte da vida, e a sensação de fracasso pode ser extremamente incômoda. Melhor não ter ninguém por perto para assistir.

O grande Rubem Alves escreveu: "A ideia de que a medicina é uma luta contra a morte está errada. A medicina é uma luta pela vida boa, da qual a morte faz parte". Nada poderia ser mais sábio.

10. O lado emocional da questão

Não há dúvida de que uma das questões mais importantes e difíceis na formação médica é lidar com os aspectos emocionais envolvidos no exercício da profissão. Os cursos de graduação oferecem um curto tempo para a "psicologia médica", geralmente com intervenções como psicodrama ou com a gravação de vídeos, posteriormente revistos e analisados por professores, em conjunto com os alunos.

Infelizmente, esse tipo de técnica em geral é vista com descaso e até certo preconceito por quem a pratica. Os "*role-playing*", sessões em que os alunos representam situações médicas como se fossem atores, comumente viram motivo de piada, contribuindo para o menosprezo com que a classe médica costuma encarar as questões emocionais. Há colegas que, ao se referirem a alguma situação patética, dizem algo como "Nossa, isso está pior que *role-playing*". Também não ajuda o fato de que, se algum aluno chorar ou expressar suas emoções de forma mais intensa durante essas sessões, poderá ganhar apelidos, como "desidratado crônico" ou algo do tipo.

Os médicos da Sociedade Brasileira de Medicina da Família e Educação Médica (Sobramfa) têm trabalhado com o uso do cinema para lidar como esses aspectos da prática profissional e realizam reuniões mensais, abertas, de "marca-passo de construção humanista", cujo foco é exatamente o lado emocional e ético da construção da personalidade do médico, com o estabelecimento de valores básicos, inegociáveis.[1]

As artes e humanidades, elementos clássicos na formação humanística dos profissionais da saúde, podem ser representadas pelo cinema, como recurso educacional. Ele nos permite educar as atitudes e se propõe a oferecer mais que conceitos teóricos ou mesmo simples treino; implica promover a reflexão, verdadeiro núcleo do processo de humanização, que facilita ao estudante a descoberta de si mesmo e permite extrair do seu interior o desejo de um compromisso vocacional perdurável. Isso tudo sem que ele tenha necessariamente de expor a si mesmo.

O deslocamento da análise do campo pessoal para a ficção ajuda a vencer resistências óbvias e facilita a exposição, por meio da projeção dos sentimentos próprios do estudante na personagem em discussão no filme.

A humanização da medicina consiste em reinserir a ciência nas suas verdadeiras origens. Não é difícil entender que hoje a ciência tem de ser forçosamente humana se quiser pautar-se pela qualidade e pela excelência. Humanizar as ciências da saúde, inclusive a medicina, está além de uma obrigação educacional: é uma condição de sucesso para o profissional da área. A desumanização da medicina é, sobretudo, um esquecimento lamentável do que, tendo perto diariamente, deixamos passar sem notar. Humanizar a medicina, bem como as demais profissões voltadas à área da saúde, é de algum modo recordar um exercício ativo da memória para lembrar quem somos como médicos, psi-

---

[1] Para mais informações, acesse o site da instituição: <http://www.sobramfa.com.br>.

cólogos, enfermeiros, o que buscamos e qual é a nossa história. Ignorar esse processo é insistir em não evoluir com a profissão.

Numa entrevista publicada pela *Folha de S.Paulo*, em maio de 2015, um aluno do curso de Medicina revelou que, ao ingressar na faculdade, tinha o sonho de ser como Hunter "Patch" Adams, o médico americano conhecido por seu estilo baseado no afeto e na proximidade dos pacientes. Com o tempo, desolado, constatou que o mais provável seria virar um dr. House, personagem do seriado homônimo que sabia tudo de medicina, mas queria distância de gente. Nas palavras do próprio estudante, a faculdade destrói a visão poética, ensinando que ser um bom médico é saber resolver problemas.

O encontro com o paciente: esse é o ponto de partida imprescindível em qualquer tentativa de humanização. Sem contemplar o paciente – coisa que todo profissional da saúde deve fazer, independentemente de sua área ou especialidade – não há humanização possível. O estudante das áreas da saúde, inclusive da medicina, que entra nas faculdades com ideais humanitários com frequência vai perdendo-os aos poucos, e com isso se apaga o verdadeiro motivo que o conduziu a ser profissional da saúde. Entender o que acontece é também uma luz que ilumina os desejos de humanização.

A origem das emoções

OS PSICANALISTAS DIRIAM QUE o encontro terapêutico com o outro gera processos de transferência e contratransferência. Mesmo que um dos interlocutores permaneça absolutamente imóvel e em silêncio, sua simples presença é motivo para desencadear sentimentos no outro. Até o silêncio comunica!

À medida que o discurso transcorre, informações são trocadas dinamicamente, de forma verbal e não verbal, modelando a imagem que fazemos do outro e refinando nossa própria imagem. É um processo ininterrupto e sobre o qual exercemos pouco controle.

Na relação entre médicos e pacientes, a comunicação transcende seu papel na troca de informações para abranger também os aspectos emocionais que envolvem a situação. Um lado está doente (e, portanto, fragilizado). O outro lado, supostamente, sabe o que fazer para tirá-lo dessa enrascada. Ambas as situações podem ser emocionalmente incômodas. O paciente se vê obrigado a uma atitude mais submissa ou respeitosa, uma vez que sua condição é de quem pede ajuda. Para ele, essa posição pode ser tão desconfortável quanto se ajoelhar no milho. O médico, por outro lado, sofre a pressão de resolver o problema e de lidar com as expectativas – muitas vezes irreais – do seu interlocutor. Os conflitos que podem surgir a partir desse ponto são, portanto, muito fáceis de entender.

Some-se a esse quadro a compreensão de que seres humanos extremamente complexos e únicos habitam ambos os interlocutores. É impossível, para qualquer um deles, adivinhar os pensamentos que passam pela mente de um e de outro. Como pode um paciente imaginar que seu médico está ansioso naquela manhã porque se desentendeu com um colega, ou teve de lidar com uma situação familiar constrangedora? O médico também é incapaz de saber que a pressão alta de seu paciente é para ele aterrorizante, porque sua mãe morreu em decorrência de um derrame cerebral no sofá de casa. Isso sem falar nas emoções que a própria pessoa é incapaz de identificar, como a estranha irritação do médico ao conversar com um paciente que tem os mesmos trejeitos de algum desafeto seu, ou a falta de confiança do paciente porque o médico tem a voz idêntica à do ex-sócio que lhe passou a perna. São nuanças dos seres humanos impossíveis de prever e de controlar, que podem determinar o sucesso ou o fracasso de um relacionamento. Embora dediquemos boa parte de nosso tempo e esforço para dominar as situações, a realidade é que as emoções quase sempre estão no controle, mesmo que não possamos percebê-las.

Como lidar com as próprias emoções

CLARO QUE OS MÉDICOS sentem! Não importa que alguns, às vezes, apresentem uma frieza ímpar. Essa reação pode ser um mecanismo de defesa (inadequado) para lidar com as próprias emoções. Mais adiante falaremos de "fadiga por compaixão", que é como se houvesse um "cansaço" por ser bom. Abdicar de si para se dedicar integralmente ao outro gera cansaço e desgaste, que precisam ser compensados e aliviados, e cada um encontrará sua forma de "descarregar" essa tensão. É como se precisássemos de um "fio-terra" para escoar a energia estática acumulada.

Num dos livros do dr. Drauzio Varella, intitulado *Correr*, ele fala sobre suas experiências como corredor de maratonas, atividade que pratica há mais de 20 anos e que, segundo ele, salvou sua vida. Ele conta como a rotina ordenada e espartana de treinamentos faz que mantenha a sanidade. Explica como as horas que passa correndo, em contato profundo e ininterrupto consigo mesmo, no alívio da tensão diária da rotina como oncologista, permite que ele cultive a paz interior diante das tragédias às quais assiste todos os dias. O livro toca nosso coração, porque nos sentimos inúmeras vezes profundamente conectados ao autor. Para muitos de nós, a prática esportiva é o meio pelo qual reorganizamos as ideias, relaxamos o corpo e apaziguamos a mente. É nela que buscamos a paz quando os dias estão muito difíceis, e em geral os resultados são extremamente satisfatórios.

Uma colega, corredora assídua, certa manhã recebeu a trágica notícia da morte de um paciente muito querido, que ela vinha assistindo havia pouco mais de um ano, devido a um câncer de intestino metastático. O paciente era uma pessoa de quem ela aprendera a gostar desde cedo, e por quem tinha um grande respeito – e de quem ganhava uma leitoa escolhida a dedo a cada Natal. A morte dele a entristeceu a ponto de impedi-la de sair para correr. Não foi a morte em si, a qual já era sabido que acabaria acontecendo, dada a gravidade da situação, que a desestabilizou. Foi a forma como a morte chegou: um tiro na própria boca. Cansado de não poder mais ser a pessoa que respeitava e admirava, ele cometeu suicídio. E fim. Embora casos de suicídio sejam descritos entre pacientes portadores de câncer, são situações raras, sobretudo com o grande arsenal de tratamentos e suporte de que dispomos hoje. Lutamos o tempo todo para que a vida jamais se torne insuportável a ponto de não valer a pena. Mas naquele dia, sentada em seu consultório, ela precisou lidar com esse desafio funesto. Abriu o prontuário do amigo, talvez buscando o ponto exato no qual ele começara a dar pistas de que a vida já não lhe significava muita coisa. Vasculhou na memória momentos em que ela pudesse ter modificado o rumo da história, ofertado alguma estratégia que influenciasse sua vida, mas não achou nada. Talvez porque não houvesse nada para achar.

As profundezas da mente e da alma humana estão entre os destinos mais inescrutáveis do universo. Mal temos acesso às nossas profundezas, que dirá às profundezas alheias. Não estamos falando das conversas, dos gestos, das cartas que dedicamos uns aos outros no decorrer da vida, por meio dos quais nos aproximamos ou afastamos das pessoas. Falamos daquele local profundo e secreto, no qual nós mesmos nos sentimos receosos de penetrar. Os sentimentos mais intensos, os mais cruéis, os vergonhosos. As sensações de fracasso, os preconceitos, a dor extrema. Por um bom tempo a colega se perdeu em si mesma, pensando no desespero incontido que deve ter dominado seu paciente naquele momento. Pensou na dor que ele deve ter sentido ao vislumbrar sua ausência na família, nas perdas sucessivas e difíceis que vinha enfrentando, até na leitoa natalina que ele não conseguia mais comer. Seu mundo deve ter ficado cinza. Talvez negro. E deve ter sido bastante óbvio para ele que estava na hora de partir. Para ela, abriu-se um grande buraco no meio do peito. Talvez tivesse sido mais terapêutico se ela tivesse ido correr.

É duro ser médico. É árduo confrontar a complexidade humana assim, crua, sem disfarces. Alguns de nós presenciam mais sofrimento em um dia do que muitos presenciam durante toda a vida. É precisamente para conseguir lidar com isso e manter a sanidade que precisamos de alguma distração, algo que nos lembre de que a vida é preciosa e de que há valor em cada minuto vivido. Para muitos, como para o dr. Drauzio, a corrida cumpre esse papel. A cada passada a amargura se dissipa, a cada quilômetro as cores se tornam mais vívidas, e ao final podemos voltar a ser humanos de novo. Costuma dar certo. Pelo menos, quase sempre.

Cabe a cada um achar o que funciona melhor. Pode ser um esporte, a música, o desenho, viagens, jardinagem, ioga, meditação, psicoterapia, pescaria, até clube de tiro. Existem médicos que levam essas válvulas de escape tão a sério que as transformam numa segunda profissão. Mas, independentemente de seu talento para qualquer dessas atividades, é importante ter em mente a principal função à qual elas se prestam: reconectar-nos a nós mesmos e reequilibrar nossas energias e emoções. É assim que cultivamos internamente o equilíbrio, a sensatez e o apoio que precisamos oferecer aos nossos pacientes. Ninguém é capaz de ofertar ao outro o que não tem.

11. O exercício da medicina

UM BELO DIA nos encontramos formados, com um número de registro no Conselho Regional de Medicina, e aptos para nos responsabilizar integralmente por nosso primeiro paciente. Não somos mais internos, tutorados por residentes e assistentes, e mesmo que ainda possamos recorrer ao auxílio de mestres e colegas na condução dos casos agora é a nossa assinatura, sobre o nosso carimbo, que é posta no prontuário, nas prescrições e receitas.

O exercício da profissão-arte médica é variado em muitos matizes. A própria escolha da especialidade já indica isso. O cardápio de especialidades médicas é tão vasto quanto variado, e atende a todos os gostos e estilos. Do pesquisador ao médico de família. Do cirurgião ao clínico. Da puericultura à UTI neonatal. Da radiologia aos cuidados paliativos. Não há um só perfil pessoal que não encontre seu lugar em meio às áreas da medicina. Por isso é difícil falar de uma única prática médica que valha para todos os profissionais. A prática vai depender da especialidade, do local de trabalho, do tipo de população assistida etc. Assim, traçamos aqui um breve esboço de algumas das diferenças (basicamente para apontar o simples fato de que elas existem) que devem ser levadas em consideração.

As diferentes posturas

DIFERENTES LOCAIS DE TRABALHO, mesmo numa mesma especialidade, envolvem posturas diferentes. O paciente de pronto-socorro é um ilustre desconhecido, que geralmente chega (ou deveria chegar) com uma doença grave, aguda. Quase sempre ele está muito assustado e fora de suas condições emocionais normais, o que pode comprometer sua cognição em função da regressão drástica a um estado psicológico infantil, em que ele era cuidado e protegido.

O paciente de consultório é o oposto: ele agenda a consulta, em geral de rotina, e traz seus exames e dúvidas (às vezes listadas em ordem alfabética, tamanho o tempo despendido na organização daquele encontro com o médico). O contato vai ter intensidade variável, dependendo da natureza da doença e da periodicidade e do tempo com que os encontros se dão. Em 90% dos casos, trata-se de um paciente independente, que está no exercício de suas funções habituais, cujas questões emocionais são mais crônicas, com alguns períodos de agudização.

O paciente da enfermaria é o mais vulnerável. Ele está totalmente fora de seu ambiente normal, numa condição clínica que o impede de exercer suas atividades habituais e submisso às rotinas e aos procedimentos institucionais que não levam em conta seu modo de ser.

É importante perceber essas variações nas condições dos pacientes e entender as diferenças que precisamos ter em nossa prática.

Pronto-socorro

O processo de trabalho num pronto-socorro costuma ser intenso, sobretudo se desenvolvido em unidade que funciona de porta aberta e com demanda espontânea, destinada à assistência a pacientes externos com ou sem risco de morte, cujos agravos à saúde necessitam de atendimento imediato. A demanda espontânea, muitas vezes maior que a prevista, resulta em condições de trabalho nem sempre adequadas, em função de uma dinâmica intensa de atendimentos e da impossibilidade de prever com antecedência o número de casos a ser atendidos.

A imprevisibilidade da demanda, aliada à gravidade e à complexidade dos casos, torna esse cenário um verdadeiro desafio e um dos setores mais importantes de um hospital, em que a assistência prestada deve primar por uma qualidade de nível elevado e ser qualificada para todas as adversidades possíveis para responder às expectativas dos usuários.

A distorção do sistema de saúde, que faz do pronto-socorro a maneira mais fácil de conseguir atendimento, causa a heterogeneidade da população assistida. Por um lado, há pacientes de baixa complexidade, cujo vínculo com o médico é absolutamente transitório, fugaz, sendo este um triador, um "encaminhador" de casos. São casos que não deveriam estar ali e geram situações patéticas, como a da senhora que compareceu a um pronto-socorro de referência regional no meio da madrugada queixando-se de diarreia havia dois anos. Como nunca conseguia ser atendida no posto de saúde, achou absolutamente coerente tentar uma consulta por ali, elegendo aquele horário por ter menos gente e por não atrapalhar seu trabalho. E ela não se esqueceu de levar um pote de vidro cheio de amostras das suas últimas evacuações diarreicas para que o médico pudesse dar um diagnóstico certeiro. De longe pode parecer piada, mas certamente não foi nada engraçado para o colega que largou a sala de emergência abarrotada para atendê-la.

Mas o que interessa aqui é discutir um pouco da outra situação, a de pacientes graves, particularmente politraumatizados ou com descompensações clínicas significativas. Nessas circunstâncias, eles estão fora de sua personalidade habitual, fora de seu juízo perfeito e, muitas vezes, com grave rebaixamento do nível de consciência. Isso sem falar na família, que nesse momento mal sabe responder a uma simples pergunta sobre a idade do paciente.

Isso nos interessa porque nessas situações a relação médico-paciente é muito diferente da da prática usual. No contexto da emergência, em pacientes com rebaixamento de consciência, a relação é mais a de um técnico com um ser biológico. Pode parecer grosseria, mas nesse ambiente é comum vermos profissionais gritando com os pacientes, dando ordens e se impondo. Quando os pacientes estão fora de seu juízo normal, essa postura muitas vezes é necessária para liderar o comportamento numa situação grave. A própria equipe de saúde pode estar transfigurada nesse local inóspito, com enfermeiros impacientes ou então paralisados, incapazes de agir. É do médico a responsabilidade de dirigir o rumo dos procedimentos e de puxar para si o papel de coordenador da situação, inclusive acalmando ânimos exaltados e interrompendo de pronto discussões desnecessárias, que podem trazer prejuízos ao paciente. Simples (e dramático) assim.

Numa madrugada gelada, no pronto-socorro da Unesp em Botucatu, chegou um senhor de cerca de 60 anos em franca insuficiência respiratória devido a um edema agudo de pulmão, causado por uma crise hipertensiva grave. Ele estava semiconsciente e não respondia às medidas clínicas, piorando rapidamente, e havia clara indicação de intubação. O problema era que ele tinha apenas um dente, enorme, na arcada superior, bem na linha média, e o residente não conseguia posicionar o laringoscópio para realizar o procedimento. A situação era tensa e a equipe de enfermagem começava a se desesperar, falando alto e correndo para lá e para cá. Alguém sugeriu uma traqueostomia de urgência. Outro comentou como é difícil ter de contar com residentes que não sabem nem como intubar alguém. Em meio ao caos, o chefe do PS foi chamado. Ao entrar na sala de emergência, ele tomou apenas duas atitudes. A primeira foi ordenar, bem alto e claramente, que todos ali parassem com a histeria e fizessem exatamente o que ele mandasse. A segunda foi quebrar violentamente o dente do paciente com o cabo do laringoscópio, intubando-o a seguir e assim o estabilizando. A cena foi brutal, e se assistida por um leigo provavelmente terminaria com um desmaio ou algo assim. Mas o fato é que o paciente saiu da UTI alguns dias depois, sem nenhuma sequela (exceto ter ficado banguela). O desapego, mesmo que seja por um dente, pode fazer toda diferença nessas horas.

Nos empreendimentos da Disney, tão conhecidos pela prioridade máxima dada à satisfação dos clientes, e nos quais a simpatia e a hospitalidade têm mais valor até que a eficácia, só há um motivo aceitável para a falta de cortesia com um cliente: se houver ameaça à segurança (dele ou dos outros). Se um funcionário precisar ser rude com um cliente porque este ultrapassou uma barreira de segurança restrita, por exemplo, ele não será punido, mesmo que haja uma queixa formal do cliente contra ele. Ao contrário: sua atitude será considerada exemplar. Na sala de emergência, guardadas as proporções (visto que o ambiente em nada lembra o Magic Kingdom), vale o mesmo princípio. A emergência não é lugar para julgar o grau de cortesia de um com o paciente ou a polidez do outro com a equipe. É lugar de manter o foco nos aspectos técnicos e na segurança do paciente. Nada pode desviar a atenção dos procedimentos necessários, nem mesmo as relações interpessoais. Se sobrar tempo para um sorriso cordial, você deu sorte.

Enfermaria

Os pacientes que são submetidos a procedimentos sob institucionalização estão em condições que limitam suas atividades habituais, seja pela própria natureza da doença, seja pelo tipo de procedimento que será realizado. O hospital é um ambiente totalmente desconhecido para a maioria dos pacientes, com rotinas estranhas e procedimentos que lhe parecem assustadores. Como profissionais habituados com esse meio, nem imaginamos o espanto dos pacientes ao deparar com uma máquina de ressonância magnética ou com a parafernália de uma sala cirúrgica ou de endoscopia. Até mesmo os ruídos do carrinho de medicação passando pela porta do quarto podem ser perturbadores.

Na enfermaria o paciente está destituído de suas roupas habituais e privado de sua rotina. O contato com o médico é, no mínimo, diário, mas em geral de curta duração. O espaço para discussão dos aspectos emocionais costuma ser pequeno e, apesar de passar as 24 horas do dia no hospital, grande parte de seu tempo é dedicada à espera pela realização de seus exames e pelos resultados deles.

Se por um lado o ambiente hospitalar "protege" sua saúde, ele o sujeita a riscos (infecção hospitalar, por exemplo) e a uma rotina que lhe é totalmente estranha. Protege-se a integridade física em relação à doença, mas se fragiliza a integridade emocional. Todos, independentemente de sua profissão, passam a ser um corpo envolto num pijama que repousa sobre um leito. O nível social pode deixar a cama, o quarto e o pijama mais bonitos, mas a sensação de inadequação é provavelmente a mesma.

É preciso que o médico esteja atento a essa condição e valorize, tanto quanto possível, a individualidade do ser humano que está ali. No livro *Se Disney administrasse seu hospital*, Fred Lee descreve a iniciativa de uma enfermeira-chefe para evitar a desumanização das colegas com os pacientes hospitalizados. Ela contatou uma equipe voluntária de contadores de histórias que comparecia diariamente ao hospital e conversava com os pacientes que tinham sido admitidos naquele dia. A função dos voluntários era redigir uma pequena história que descrevesse aquela pessoa sem levar em conta sua condição de saúde. Algo como: "Dona Joana tem 72 anos, nasceu em Porto Ferreira/SP e é uma cozinheira de mão cheia. Sua carne seca com abóbora é de comer rezando! Mas a maior paixão dela são os dois netos, Graziela e Felipe, de 8 e 5 anos. Ela adora fazer guerra de bexigas de água com eles". Essas histórias eram pregadas na porta do quarto dos pacientes, permitindo que médicos, enfermeiros e visitantes pudessem, cada vez que entrassem ali, relembrar a pessoa por trás da doença. Essa atitude simples permitia o estabelecimento de conexões maravilhosas entre a equipe de saúde e os pacientes, pois era muito mais fácil puxar conversa e encontrar interesses em comum. Também era muito mais fácil compreender as necessidades e limitações de cada um. Mas, sobretudo, permitia aos pacientes que se sentissem mais próximos de sua vida. A iniciativa tinha impacto inclusive na aceleração da recuperação deles.

Esse tipo de postura, que busca minimizar a sensação do paciente de ser um "extraterrestre", pode partir de qualquer membro da equipe, inclusive (talvez principalmente) do médico. Já tivemos colegas que sugeriram a colocação de fotografias da família e de amigos do paciente nas paredes do quarto, para diminuir a angústia das internações prolongadas. Outros traziam CDs, ou emprestavam aparelhos de som e livros. Pediam para a copa providenciar um bolo e velinhas no dia do aniversário. Providenciavam a vinda do adorado gato de estimação ao hospital. As histórias e iniciativas dariam um livro inteiro, sendo uma mais emocionante que a outra, mas o que de fato faz diferença é prestar atenção aos detalhes. Um paciente que sente que é importante para o médico, que se percebe valorizado pela equipe em sua individualidade tem maior chance de recuperação e menor índice de complicações clínicas.

As visitas médicas hospitalares são provavelmente as responsáveis pela má fama da "visita de médico", termo que usamos pejorativamente quando alguém permanece por míseros segundos em algum local e já sai apressado. Médicos realmente têm um tempo escasso, e os minutos que passamos examinando o paciente na beira do leito e conversando com ele têm de ser somados ao tempo que levaremos checando os últimos exames que ele fez, as anotações de enfermagem, os controles vitais e a compilação das prescrições médicas. Só que, para o paciente e a família, só conta o tempo em que estão vendo o médico materializado à sua frente.

Há alguns anos, um colega da clínica médica estava responsável por um paciente com insuficiência renal aguda, cujo diagnóstico de sua causa estava difícil de ser concluído. Ele passou pelo leito do paciente por alguns minutos, fazendo um rápido exame físico, e logo saiu para discutir o caso com o radiologista, que sairia do hospital pouco depois. Discutiu o caso com o colega e, no caminho, aproveitou para levar os exames para a reunião multidisciplinar. Na reunião foram sugeridos vários outros exames, e o colega se desdobrou durante boa parte da tarde para conseguir o agendamento deles, além de ter ido pessoalmente falar com a equipe da nefrologia sobre uma eventual indicação de diálise. Por conta disso tudo, chegou atrasado ao ambulatório, onde vários pacientes o aguardavam. Já no início da noite, saindo do hospital e já bem cansado, telefonou para a enfermeira e pediu que ela avisasse ao paciente que ele já tinha visto alguns exames e que pela manhã conversaria melhor com ele. No dia seguinte ficou sabendo, indignado, da resposta dada pelo paciente à enfermeira, no final do dia anterior: "Só amanhã? Nossa, se esse médico dedicar só três minutos por dia para resolver o meu caso, como fez ontem, não vou sair daqui nunca..."

Não tem jeito, lidar com as expectativas alheias, principalmente num ambiente inóspito como um hospital, que gera grande ansiedade nos paciente e triplica sua inquietação, não é tarefa fácil. Por mais apertada que seja a rotina, a demonstração de pressa extrema por parte do médico, mesmo que justificada, só aumenta a ansiedade e piora o relacionamento. Na maioria das vezes, gastar alguns minutos a mais na visita pode nos poupar horas mais adiante.

Consultório

Talvez não exista, entre os diversos ambientes de trabalho de um médico, um que seja mais heterogêneo que o consultório. Numa comparação talvez um pouco clichê, o consultório é a segunda casa de boa parte de nós. Isso acontece não só pelo tempo (extenso) que passamos dentro dele, mas porque podemos personalizá-lo com mais autonomia.

No consultório o médico tem – ou deveria ter – autonomia para determinar como deve ser a agenda, como sua secretária deve conversar com os pacientes, como precisa acomodá-los na sala de atendimento, como será o registro das consultas, que foto estará no porta-retratos em cima da mesa. Parece pouco, mas é essa autonomia que dá o tônus de como será a relação desse médico com seus pacientes e define o impacto da medicina em sua vida pessoal. O consultório deve ter a cara do médico.

Não estamos aqui falando de um mundo perfeito, no qual todos os médicos podem ter um consultório só seu, com uma decoração personalizada e uma secretária bilíngue com curso superior. A "cara do médico" pode ser impressa em qualquer lugar, da forma como ele diz "bom dia" ao chegar até o receituário que mandou fazer. É a postura dele que contamina o ambiente. E a postura de cada um, claro, é única.

No consultório, exceto em situações caóticas em que o volume de pacientes agendados quase supera a população do bairro, é o médico quem dita o ritmo. Uma colega, obstetra, é conhecida pela tranquilidade que transmite às suas pacientes. Ela agenda consultas com grande intervalo de tempo, senta-se reclinada para trás em sua cadeira (postura que denota falta de pressa e total disposição para ouvir), fala baixo e pausadamente, sorri quase o tempo todo. Pergunta sobre detalhes pessoais (como o casal se conheceu, para onde gosta de viajar, se tem bichos de estimação etc.) e explica tudo nos mínimos detalhes. É o jeito dela, exposto de modo claro em seu consultório. Suas pacientes são absolutamente fiéis a ela, e falam dela com grande carinho. De fato é uma postura bastante admirável. Mas não é unânime. Muitas pacientes acham-na lenta demais e ficam impacientes com sua falta de pressa. Outras não se sentem seguras com sua postura. Da mesma forma que nossa personalidade não agrada a todos, nossa postura no consultório também não o fará, por mais adequada que ela nos pareça. Há uma máxima que diz que "cada paciente tem o médico que merece". A recíproca também é verdadeira: cada médico tem os pacientes que merece. É a lei da atração por compatibilidade.

É por isso que nossa postura no consultório deve merecer atenção especial. Infelizmente, são raros os colegas que se atentam a isso desde cedo. A maioria de nós descobre a importância da postura depois de anos de exercício da medicina. No início, não temos noção do impacto que podemos causar nos pacientes e em suas famílias. Há colegas que não se preocupam com a roupa que estão vestindo (nem mesmo com a higiene dela), não dão atenção à pontualidade, desconhecem técnicas básicas de comunicação humana, entre outras coisas. São esses mesmos colegas que reclamam que os pacientes chegam sempre atrasados, faltam à consulta sem avisar e são grosseiros com a secretária. Em geral, no início da carreira tendemos a acreditar que nos basta ter um bom conhecimento técnico e estar sempre atualizados, e com isso subvalorizamos o poder que a postura pessoal pode exercer sobre nossos pacientes. A postura deles, no consultório, reflete a nossa. Ou você nunca ouviu dizer que as mesmas pessoas que jogam papel no meio da rua em seu bairro não o fazem quando estão andando pelas calçadas de Paris? Nossas atitudes, sejamos médicos, pacientes ou simplesmente humanos, refletem o ambiente onde estamos.

O consultório é nosso maior laboratório. É lá que moldamos nossa forma de exercer a profissão. É lá que temos as condições mais propícias para desenvolver nosso caráter, nossa personalidade e nossas metas. Temos um pouco mais de tempo com os pacientes do que dentro do hospital ou no pronto-socorro. Podemos acompanhar sua evolução (às vezes por toda sua vida). Não temos a obrigação de resolver tudo em poucos minutos (sim, é permitido pedir um tempo ao paciente para discutir o caso com um colega ou estudar melhor sua doença). É onde podemos misturar o melhor de nós mesmos com o melhor do que aprendemos sobre a medicina. Isso vale para qualquer especialidade que exija atividade ambulatorial, incluindo cirurgiões, radioterapeutas, médicos antroposóficos, qualquer um. É assim que moldamos nossa postura profissional.

Centro cirúrgico

O centro cirúrgico é talvez o ambiente de trabalho médico mais hierárquico. Ali, regras muito claras determinam o que, como e quando cada procedimento deve ser realizado, gerando certa tensão no ar. A isso se soma o fato de grande parte dos cirurgiões considerar seu trabalho, em nível de importância, superior a todos os outros (e ali, na sala de cirurgia, realmente é!). As variáveis no clima de um centro cirúrgico ficam em grande parte relacionadas à postura de seus cirurgiões – que, sob tensão, podem se comportar de maneiras insólitas e por vezes até inaceitáveis.

Certa vez um renomado cirurgião estava no meio de uma gastrectomia complicada quando a instrumentadora cometeu um erro, entregando-lhe a pinça errada. O médico, nervoso e visivelmente contrariado, arremessou a pinça na parede, proferindo um palavrão impublicável, e estendeu a mão irritado em busca do instrumento correto. A partir desse momento, nenhuma palavra mais foi pronunciada até o término do procedimento. Após a cirurgia, ao encontrar a instrumentadora chorando na sala de café, o cirurgião lhe perguntou o que tinha acontecido. Ele ouviu, totalmente surpreso, o relato dela, e custou a acreditar que tinha sido ele mesmo o autor daquela grosseria. Não tinha ideia de que era capaz de agir assim sob tensão.

A famosa tensão dos cirurgiões tem razão de ser. Os resultados (e possíveis erros) de um procedimento cirúrgico em geral são óbvios e visíveis por qualquer leigo, estando indissociáveis da sua pessoa. Quando tudo dá certo, ele é um herói inesquecível. Quando dá errado, é no mínimo incompetente. Não é fácil lidar com tamanha expectativa a respeito de seu trabalho. Um colega cirurgião, de grande renome (ele é realmente um profissional extraordinário), confidenciou uma vez, exausto após uma cirurgia longa e difícil que tinha culminado com a morte da paciente pouco depois de seu término: "Nessas horas é que eu penso por que eu ainda faço isso..." Não importava para ele o fato de que poucos cirurgiões no Brasil estavam habilitados a realizar tal procedimento, que era uma cirurgia de altíssimo risco, que todos (paciente e familiares) estavam mais que cientes disso tudo. Só lhe importava a sensação de fracasso. Pior que lidar com as expectativas dos outros em relação a ele era lidar com as expectativas dele em relação a si mesmo.

Muitos cirurgiões encontram maneiras insólitas de minimizar a tensão da sala de cirurgia. Um deles, especializado em cabeça e pescoço, operava escutando o famoso programa do Afanásio Jazadji, no qual o radialista narrava de forma sensacionalista a ocorrência de crimes violentos. Outro só executava cirurgias ao som de música clássica. Chegou a cancelar um procedimento porque o aparelho de som não estava disponível. Alguns relatam que entram numa espécie de "transe" na sala cirúrgica, sentindo-se imperturbáveis. Mas, independentemente do que se faça, aprender a lidar com tamanha tensão e expectativa está sem dúvida entre as aptidões mais valiosas de um bom cirurgião, perdendo talvez apenas para a destreza de suas mãos.

Os colegas

Muitas profissões são corporativistas, mas na medicina isso é muito evidente. Um professor, certa vez, disse que não seriam os melhores alunos da turma os melhores médicos. A explicação dele era que esses expoentes em geral se sentiam muito superiores à média de seus colegas e, por isso, apresentavam grande dificuldade de relacionamento, o que dificultava sobremaneira o trabalho em equipe.

O cirurgião normalmente precisa de uma avaliação pré-operatória (quase sempre de um cardiologista), utiliza métodos de imagem para o planejamento da intervenção, conta com um ou mais auxiliares e um anestesista (no mínimo), que tornam o ato cirúrgico possível e seguro. O anestesista compartilhará o pós-operatório com intensivistas e outros profissionais.

Da mesma forma, clínicos compartilham pacientes com especialistas de diferentes áreas, e também utilizam métodos laboratoriais e de imagem. E, além dos vínculos com colegas de mesma profissão, intercambiamos nossas atividades com outros profissionais (enfermeiras, nutricionistas, fisioterapeutas etc.). A medicina, em qualquer de suas facetas, é um trabalho em equipe.

Ter uma rede de colegas com a qual possamos trabalhar em sintonia é uma necessidade imperiosa em nossa prática. Devemos construir essa rede e administrá-la para mantê-la ativa e harmônica. Isso implica lidar com egos, poder, ganhos financeiros etc. Não é fácil, porém é fundamental.

Também precisamos lidar com nossos colegas da mesma especialidade, discutir casos e trocar experiências. Ao mesmo tempo que a medicina propicia essa troca, ela evidencia as diferenças de personalidade e de ambição.

Infelizmente, por motivos administrativos, políticos, financeiros e até culturais, no Brasil é comum encontrarmos equipes inteiras que mal se falam. São radiologistas que estabelecem horários restritíssimos para atender aos colegas, cirurgiões que agem de forma arrogante com os patologistas, clínicos que menosprezam condutas tomadas por obstetras, e até mesmo colegas da mesma especialidade que criticam ferozmente as condutas um do outro (em geral na ausência do colega criticado). Durante a residência em hematologia, uma colega trouxe um caso para discussão com a docente, sentindo seu ego inflado porque um colega clínico tinha descrito um estadiamento "absurdo" para uma doença de Hodgkin. Chegou com um sorriso irônico, criticando a ignorância do colega. A docente calmamente pegou um livro da prateleira e, sem uma palavra, abriu na página que descrevia os novos critérios para o tal estadiamento. Feito isso, saiu da sala em silêncio, permitindo que a colega amargasse sozinha a humilhação de constatar que o colega estava corretíssimo (e mais atualizado que ela). Ela nunca mais esqueceu a lição.

É humano arrumar formas de exercer poder sobre os outros e massagear o próprio ego. É brasileiríssimo criticar para se autoafirmar. Os resultados desse tipo de conduta são imediatos e visíveis. Mas, apesar de compreensível, isso não deixa de ser incoerente, ignorante e improdutivo. O colega com quem você se recusou a conversar hoje poderá ser decisivo num procedimento seu amanhã. Aquele cuja conduta você durante criticou de manhã poderá brindá-lo à tarde com uma aula sobre determinado assunto que você mal conhece. Ninguém sabe tudo. A medicina é muito mais produtiva se adotarmos a postura de compartilhamento de informações e respeito ao próximo. Pode acreditar.

Nossos parentes e familiares

HÁ VÁRIOS LADOS NESSA questão, mas dois são mais significativos. A medicina é uma "amante" exigente que rouba muito do nosso convívio familiar e social; por outro lado, por vezes somos vistos como a referência que domina todo o conhecimento médico e pode ajudar a resolver os problemas de qualquer familiar, agregado e, às vezes, até de seus animais de estimação. Difícil eleger qual das duas facetas é a mais cruel.

A "amante" pode ser exigente a ponto de impedir que o médico reconheça, nos próprios filhos, as pessoas que eles são. Somos capazes de ficar aliviados se o filho de 6 anos permanecer entretido no computador por duas horas seguidas, porque assim dá tempo de estudar para resolver aquele caso complicado da enfermaria. Da mesma forma, surpreendemo-nos lembrando das palavras doces que esse mesmo filho disse no café da manhã enquanto um paciente relata sua história, que mal ouvimos de tanta saudade daquela criança. Em casa, pensamos no trabalho. No trabalho, pensamos em casa. É bem fácil nos tornarmos uns chatos desatentos.

É comum que eventos familiares sejam organizados levando em conta a agenda do médico da casa, reservando datas em que ele não estará de plantão ou marcando horários em que ele mais provavelmente não estará no hospital. Colocamos a família toda a nosso serviço, mesmo sem perceber. E, muitas vezes, damos pouquíssimo em troca. Além disso, esse tipo de "arranjo" familiar pode gerar uma desconfortável sensação de que os médicos da família são melhores, mais importantes ou mais queridos que os outros membros. O impacto em longo prazo é imprevisível.

A segunda faceta, no entanto, é a que mais nos incomoda. Passamos a ser os mentores familiares para tudo que esteja relacionado à saúde. São consultas por telefone, indicações de especialistas (mesmo para parentes que residam em cidades que você mal ouviu falar – aparentemente há uma crença de que, por ser médico, você conhece todos os médicos do Brasil), receitas (sobretudo as controladas), "olhadinhas" em pintas esquisitas, opiniões sobre a política de saúde do país, dúvidas sobre o mosquito da moda que transmite sabe-se lá quantos vírus, palpites sobre o melhor plano de saúde. Sem falar nas consultas veterinárias, já que "o cachorro é praticamente membro da família".

Também é comum a cortesia com chapéu alheio, e essa parte não é nada fácil. Sua mãe pede receitas controladas para o porteiro "que a ajuda tanto, coitado…" Seu irmão pede um atestado para o chefe dele, porque "um favorzinho desses pode render bons frutos no futuro". Seu amigo pede um antibiótico para a irmã dele que vai viajar e, "sabe como é, ela sempre me traz um agradinho quando viaja". O acesso fácil ao médico pode ser considerado moeda de troca por muita gente, que não tem ideia dos anos de estudo por trás da receita e da responsabilidade por trás do atestado.

A forma como lidamos com esses desconfortos depende de cada um de nós e de quem solicitou o favor. Há colegas que adoram exercer esse papel, e se desdobram para atender às necessidades de toda a família. Mas também existem as situações em que isso é um grande fator de estresse, principalmente se, em vez de um "Muito obrigado", você ouvir algo como "Nossa, rapidinho assim? Eu devia ter sido médico, viu? Eita, vidão..." Cabe a você definir os limites e decidir como lidar com as solicitações familiares.

Médico também é gente

ÀS VEZES É BEM difícil de acreditar, mas é verdade: médico também é gente. Médicos sentem dor, sentem medo, choram, ficam magoados. Médicos têm um time de futebol favorito, um cunhado insuportável, uma vergonha inconfessável. Médicos – veja você! – ficam doentes! E, pasme: precisam até se alimentar e ir ao banheiro algumas vezes ao dia. Exatamente como qualquer outra pessoa. A diferença é que, durante grande parte do tempo, abdicamos das nossas necessidades em prol das necessidades dos outros, e é nesse ponto que as dificuldades começam.

Assim como um aluno solícito que se oferece para ajudar o colega com o dever de casa em pouco tempo passa a ser totalmente responsável por todas as tarefas do outro, um médico dedicado rapidamente passa a assumir responsabilidades que nem de longe são suas. Seres humanos tendem, por natureza, a delegar responsabilidades sobre coisas que lhes são desconfortáveis. É comum – podemos dizer até que seja rotina – que pacientes e familiares atribuam aos médicos a responsabilidade de resolver seus problemas financeiros, sociais, emocionais e até existenciais. O médico, por sua vez, tem dificuldade de identificar e estabelecer os limites, acumulando uma carga bem maior do que deveria carregar. Ou seja, abdica de suas necessidades muito mais do que seria desejável ou necessário. Ao fazer isso, ele deixa de ser, aos olhos do paciente, uma pessoa normal.

Deixa de ter necessidade de descanso, de alegria, de tempo. Não pode nem mesmo ir ao banheiro quando deseja ("Mas o doutor tinha de resolver fazer uma pausa bem na minha vez?"). É um super-humano.

    E é assim mesmo. Há relatos de colegas que ficaram 18 horas sem se alimentar para dar conta de atender à demanda no pronto-socorro. Outra história lendária fala de um colega que chegou a apresentar alteração da função renal porque ficou sem tomar líquidos durante um plantão de 24 horas (ele não queria perder tempo tendo de urinar toda hora). Falando assim, parece mesmo que não estamos nos referindo a seres humanos. Por fora, agimos como se não fôssemos. Mas a carne, os ossos, as vísceras e, sobretudo, a alma são tão humanos quanto os de qualquer mortal. E é justamente por isso que podemos surpreender (negativamente) os pacientes com ataques de fúria, palavrões, atitudes intempestivas, atos incompatíveis com nossa personalidade habitual. Já vimos um médico, em geral educado e até um pouco tímido, esmurrar a porta de um armário até quebrá-la para poder ter acesso ao pote de *cappuccino*, que estava trancado lá dentro. Como imaginar o que se passava dentro daquela criatura para que agisse dessa forma tão "fora do normal"? Onde aquele ser irritado e descontrolado estava se escondendo até aquele dia?

    Todos nós devemos ter por dentro pelo menos uma centena de facetas de nossa personalidade, que se mostram e reagem de maneiras incompatíveis com nossa imagem mais frequente, mas fazem parte de nós tanto quanto nossa versão oficial. Guardamos o pior de nós no buraco mais fundo da nossa alma. Escondemos o medo extremo, a angústia desesperada, a raiva incontida. Guardamos nosso lado invejoso e os instintos cruéis que às vezes tentam subir à tona. E fazemos isso em nome da nossa sobrevivência. Afinal, vivemos uns com os outros, e ninguém suporta conviver com o pior de cada um aflorando dia sim, dia não. Médicos não fogem à regra.

Na hora do sofrimento, todo mundo vira médico e o médico vira todo mundo: cada um sabe exatamente onde aperta o próprio calo, onde sangram suas feridas e onde dói seu coração.

Angústias e incertezas

Existem muitas dificuldades na formação do médico, não só no período de faculdade, na residência médica e na especialização, mas também no contínuo aprendizado durante toda a prática. A ciência é mutável e a medicina nunca tem todas as respostas. Por isso, quanto mais se vive nessa arte, mais se aprende. No entanto, por mais experiência que se tenha, sempre há um grau relevante de incerteza.

A medicina é assim, não é uma ciência exata. Lidamos o tempo todo com probabilidades e com o imensurável. No início, as normas de conduta eram dadas por mestres, mais velhos e (teoricamente) mais experientes. Numa estrutura acadêmica, as normas do serviço eram ditadas pelo professor catedrático.

Frequentamos a faculdade de Medicina nessa época. Os mais democráticos, numa discussão de casos, ouviam a opinião dos residentes. Os internos eram considerados sem conhecimento suficiente para opinar. Depois dos residentes, ouvia-se a opinião dos assistentes doutores, depois dos livres-docentes e adjuntos e, por fim, do professor titular.

A medicina mudou. O conhecimento catedrático deu lugar à evidência científica, estruturada em graus, de acordo com a qualidade metodológica dos estudos clínicos realizados. Pode-se não ter nenhuma evidência sobre determinado assunto. O nível seguinte, na parte mais baixa da escala, é a opinião do especialista. E aqui ficou a opinião do professor catedrático. Depois vêm relatos de caso e revisões não sistemáticas da literatura, estudos não aleatorizados, estudos randomizados com adequado poder estatístico e, no topo da pirâmide, revisões sistemáticas e meta-análises.

A análise estatística pura também se mostrou falha. A significância estatística depende da magnitude da diferença dos valores comparados, mas também do tamanho da amostra. Grandes diferenças podem não ter significância com uma amostra pequena, assim como pequenas diferenças podem ser significativas (não decorrentes do acaso) para amostras muito grandes.

Para corrigir a discrepância do estatisticamente significativo, mas clinicamente irrelevante, acrescentou-se outro critério: o grau de recomendação, ou seja, quanto o dado estatístico é realmente aplicável na prática. Assim, um dado com nível de evidência "fraco" pode ser extremamente recomendável por não haver nenhuma opção melhor, da mesma forma que um grande estudo, com significância estatística, pode traduzir-se num ganho modesto, com um elevado NNT (número de pacientes a tratar), não sendo assim recomendável.

Recentemente, acrescentaram-se dois critérios. O mais preocupante deles é o econômico. Determinada conduta pode ter significância estatística, ser clinicamente relevante, mas financeiramente inviável. Ou seja, é um bom tratamento, mas os recursos econômicos não são suficientes para sua implementação. É a verdade científica se submetendo à realidade econômica. Apesar da Declaração Universal dos Direitos Humanos e de todas as determinações bioéticas em relação ao princípio da equidade, há, com certeza, a medicina dos ricos e a medicina dos pobres. E isso vai do nível regional (SUS *versus* assistência privada) ao nível macro (países de primeiro mundo *versus* subdesenvolvidos).

O outro critério, que pode revolucionar toda essa estrutura, é a personalização da medicina. De fato, é estranho para a arte médica compilar uma série de estudos inconclusivos em uma única meta-análise e, com base nela, construir uma evidência significativa. Uma máxima da programação de computadores diz: "Entra lixo, sai lixo" (ou, no jargão em inglês: "Garbage in, garbage out"). Na meta-análise, não! Entra "lixo" e sai uma boa evidência. Alguns tentam melhorar esse resultado selecionando de forma mais rigorosa os estudos que compõem o estudo, mas nisso correm o grave risco do viés da seleção, ou seja, de incluir mais artigos com a resposta de interesse.

É difícil entender que o paciente individual seja tratado por um resultado do coletivo. Um exemplo mais acessível: imagine que uma classe faça uma prova e a nota média da turma seja 4,5. Para um índice de aprovação de 5, considera-se a classe toda reprovada, sem ponderar que alguns podem ter tirado nota 10 e outros, zero. Pressupõe-se apenas o efeito médio. Não só na meta-análise, mas nos estudos clínicos randomizados, considera-se o efeito médio, em geral expresso pela mediana, estabelecida em qualquer variável definida num tempo contado de um momento especificado (diagnóstico ou início do tratamento) até um desfecho (progressão, recidiva, óbito etc.). Não se consideram os extremos.

Na prática isso significa que um tratamento pode ter um desfecho significativo para a mediana do grupo, mas pode ter sido lesivo (ou até fatal) para alguns pacientes. Da mesma forma, um estudo negativo, que não tenha demonstrado benefício para a mediana dos pacientes, pode ter sido "miraculoso" para uma minoria incluída na amostra.

O que interessa na prática individual é saber quem vai obter o "milagre" e quem pode ter o desfecho fatal. Aí entram a experiência e a arte médica de julgamento, de saber até que ponto os dados de uma população se aplicam a um caso individual.

Com a evidência científica disponível se constroem diretrizes de tratamento, protocolos, consensos. Teoricamente, a síntese do melhor conhecimento científico em determinado tema. Na prática, isso se aplica a menos da metade dos casos, deixando as decisões restantes respaldadas na experiência individual. Na aplicação do "seu melhor juízo profissional".

Essa insatisfação em relação ao modelo de tratamento tipo "tamanho único", ou seja, uma mesma recomendação para todos, levou à busca de características que nos permitissem, dentro de cada estudo clínico, identificar os extremos da curva probabilística, ou seja, quem são os pacientes da minoria que se prejudicam com o tratamento e qual é o outro extremo, os que dele extraem o maior benefício. A qualquer característica biológica que nos permita fazer essa distinção, chamamos de "biomarcador".

Se o "biomarcador" puder determinar grupos de diferente evolução da doença, ele é dito "prognóstico", e se puder estabelecer diferentes probabilidades de resposta a determinado tratamento, ele é dito "preditivo". A questão prática do momento é como determinar e validar esses biomarcadores.

Tudo isso compõe a incerteza científica, uma das principais angústias que temos de resolver. Somos formados para curar nossos pacientes, e assim nos identificamos como médicos. A incerteza do que deve ser feito, de certa forma, nos descaracteriza.

Preconceitos

Diz a Declaração Universal dos Direitos Humanos, da qual o Brasil é signatário, que todo ser humano é igual, independentemente de raça, credo, condição social etc. Apesar disso, o Código de Ética Médica, em seu capítulo V – sobre a relação com pacientes e familiares –, artigo 33, afirma ser vedado ao médico "deixar de atender paciente que procure seus cuidados profissionais em casos de urgência ou emergência, quando não haja outro médico ou serviço médico em condições de fazê-lo", ou seja, torna possível a recusa ao atendimento fora desse contexto, permitindo ao médico afastar-se de situações que lhe sejam eticamente conflituosas. Na prática, não é tão simples assim.

Parece fácil, e até cena de filme, mas nada impede que em um plantão de pronto-socorro chegue ao mesmo tempo uma criança baleada num assalto e o assaltante baleado pela polícia; que um adolescente e um idoso com demência estejam precisando da mesma vaga no centro de terapia intensiva para o tratamento de uma pneumonia. Sim, a vida profissional é cheia de conflitos éticos e morais, e muitas vezes as circunstâncias práticas do cotidiano nos obrigam a "brincar de Deus" e decidir que pacientes receberão o medicamento (que não dá para todos), quem subirá do pronto-socorro para o único leito vago, quem será o receptor do órgão que se tornou disponível para transplante etc. Sempre haverá alguém para dizer que na medicina há critérios muito claros para avaliar quem tem mais chances de se beneficiar dos poucos recursos disponíveis, tentando com esse argumento politicamente correto mascarar uma realidade que é muito mais complexa. Médicos não são máquinas de calcular riscos. Seria no mínimo ingênuo acreditar que jamais seremos guiados por nossos valores, ideais e sentimentos ao tomar decisões moralmente/eticamente difíceis.

Esse também é um aspecto da profissão que não aprendemos na academia. A medicina que nos ensinaram era a de recursos plenos disponíveis para todos, mas o princípio bioético da equidade já não garante o tratamento igualitário nem a tolerável política de tentar garantir a equidade distribuindo mais recursos para quem mais necessita – ou seja, com a equidade não residindo no montante distribuído, mas no resultado potencialmente igualitário a ser obtido. Mas a realidade é muito diferente disso.

Na prática temos pacientes que solicitam a liberação do heliponto do hospital para que possam ir para casa e pacientes que nos pedem para prescrever um medicamento pelo seu nome químico e que esteja disponível na farmácia popular. Muitas vezes é preciso que treinemos nosso "estômago" para encarar as discrepâncias crescentes em nossa sociedade.

Os conflitos são (um pouco) menores quando o médico se restringe a tratar pacientes de uma classe social específica (por exemplo, realizando atendimento exclusivamente a pacientes com convênio médico ou particulares). Nessa situação há uma maior homogeneidade das carências e possibilidades, o que torna os dilemas éticos menos comuns e intensos. Na vida como ela é, no entanto, são raros os colegas que conseguem essa proeza, sobretudo no início da vida profissional. O atendimento ao SUS em geral faz parte da rotina dos médicos, pelo menos por algum período de sua vida, o que já basta para deixar gravada na mente de cada um a angústia dos contrastes sociais. Dependendo da região do país em que ele atua, a discrepância é tão aguda que chega a ser motivo de quadros depressivos e ansiosos.

Infelizmente, nenhum de nós pode agir como Robin Hood, tirando dos ricos para dar aos pobres (embora às vezes tenhamos exatamente essa vontade). Mas é importante compreendermos que não há demérito em usufruir de uma situação financeira confortável que permita acesso a uma assistência médica de melhor qualidade (em especial se essa situação foi obtida à custa de estudo, trabalho e esforço). A questão é que, em um mundo ideal, todos deveriam ter acesso também, e isso é uma utopia. Cabe a nós oferecer o melhor de nós a cada paciente, independentemente de seu saldo bancário, mas essa realidade ainda não acontece. É comum ouvirmos colegas explicitando as diferenças: "Mas o que essa mulher está querendo? Que eu trate o filho dela como se fosse particular? Eles são do SUS, têm de se conformar!" Há histórias cruéis de médicos que, interpelados sobre a falta de algum recurso, respondem amargamente: "Você está no SUS, acha que eu faço milagre? Aqui é lugar de pobre, e pobre morre mesmo!" É aqui, bem nesse ponto, que podemos fazer diferença. O paciente talvez não tenha acesso a um medicamento específico, um exame mais caro ou a uma vaga na UTI, e provavelmente morrerá mais cedo por causa disso (ou, no mínimo, sofrerá mais do que o necessário). Mas ele sempre poderá ter acesso a um médico responsável e dedicado, que o auxilie dentro das condições que lhe estiverem disponíveis. Essa é a nossa parte na história. Sua situação de vida já é trágica demais, ele não merece o bônus de um médico mal-humorado e de má vontade.

Outro aspecto importante são as nossas crenças e experiências pessoais, e a forma como elas podem influenciar nossas decisões. Embora tenhamos consciência de que não cabe a nós julgar ninguém por suas opções ou características genéticas, na prática há situações que são difíceis de controlar. Como no caso de um paciente de pouco mais de 40 anos, presidiário, que estava internado devido a um tumor de pênis avançado, infectado, que lhe causava grande sofrimento. A colega que o assistia passava visitas diárias e procurava aliviar a dor e o mau cheiro, movida por um sentimento de compaixão pela situação precária em que o paciente se encontrava. Certa manhã, conversando com o guarda que permanecia de plantão na porta do quarto, ela soube que o paciente estava preso pelo estupro e pela morte de várias adolescentes. A sensação de nojo e raiva que o homem passou a despertar nela foi tão intensa que ela solicitou que outro colega assumisse o caso. Ela não poderia oferecer a ele uma assistência decente depois daquela informação. Só conseguia pensar que ele merecia cada minuto de dor.

É para essas situações, em que nos é impossível manter o profissionalismo, que existe o Código de Ética Médica. É justamente para impedir que os médicos segreguem pacientes de acordo com as próprias crenças. Mas somente o médico é capaz de reconhecer suas limitações ao lidar com um caso que o incomode. É preciso estar atento o tempo todo.

Cansaço/esgotamento ("*burnout*")

O IDEAL SERIA QUE pudéssemos dividir nosso tempo em três partes: um terço para o repouso (sono), um terço para o trabalho e um terço para o lazer e outras atividades não relacionadas ao trabalho propriamente dito.

É bem provável (quase certo) que poucos médicos consigam essa divisão. Muitas vezes o período para o lazer é totalmente sacrificado e, algumas vezes, até mesmo o período mínimo que deveria ser destinado ao repouso (aquelas tais oito horas de sono, lembra?).

Os americanos já descobriram há algum tempo que plantões de 24 horas são desumanos, extremamente desgastantes. Mesmo os plantões de 12 horas consecutivas, sob estresse, submetem os médicos a uma grande probabilidade de erros. Analisando as ocorrências de erro médico, os americanos descobriram que a maioria deles ocorria no final das jornadas de trabalho e em ambientes inadequados para o exercício da atividade médica.

Os médicos costumam dividir suas atividades entre o hospital e o consultório (ou ambulatório). Visitas médicas, cirurgias e outras atividades se estendem aos finais de semana e feriados, impossibilitando a "tomada de fôlego" semanal pela qual tantos outros profissionais anseiam a cada sexta-feira. Períodos de férias são restritos. Poucos profissionais liberais conseguem ficar um mês contínuo afastados de suas atividades, e não é raro encontrar colegas que não saem de férias há anos (há relatos de colegas que nunca o fizeram!). Quando muito, tiram férias "parciais", ou seja, afastam-se do posto de saúde, mas mantêm o atendimento no consultório, ou então param o consultório, mas continuam passando visitas no hospital diariamente.

A agenda do médico é muito propensa ao excesso de trabalho, agravado pelo atendimento em tempo integral a seus pacientes ou aos serviços aos quais ele está vinculado, seja por chamadas telefônicas (ou outras mídias, como discutiremos adiante), seja por atendimento a intercorrências.

Com a desproporção entre trabalho e lazer, o cansaço é frequente. No entanto, há situações em que o excesso de trabalho ou as condições inadequadas para o exercício da profissão levam a um quadro que vai além do cansaço físico ou mental aceitáveis, descrito como síndrome do esgotamento, tradução do termo inglês *burnout*.

Além da sensação de cansaço, a síndrome do esgotamento se caracteriza por humor depressivo, desesperança, desinteresse e apatia. O médico adota uma postura de distanciamento pessoal (tanto dos pacientes e colegas de trabalho quanto da própria família) e sente-se constantemente frustrado com seu desempenho profissional. Pode mostrar-se irritado, impaciente e até mesmo agressivo, com impacto devastador em todos os aspectos de sua vida.

Os sintomas físicos também são importantes, e incluem fraqueza, cefaleias frequentes, náuseas, tensão muscular, dores musculares e insônia.

Em outras palavras, é uma condição extrema e perigosa, tanto quanto qualquer das doenças graves com as quais lidamos em nossa rotina. Vale ressaltar, no entanto, dois aspectos importantíssimos. O primeiro é a incapacidade do próprio médico de identificar o problema. Em geral, é necessária a intervenção de terceiros para que o profissional receba o diagnóstico – e isso, no caso de médicos, complica tudo. Um colega só se convenceu da necessidade de tratamento depois de ter se desentendido seriamente com toda a equipe (ele arremessou um prontuário na cabeça da enfermeira e xingou a escriturária que lhe pediu para assinar alguns documentos), além de ter sido processado pela família de um paciente pela forma rude e displicente como foram tratados. Outro colega perdeu quase 20 quilos e dormia apenas duas horas (ou menos) por noite quando foi diagnosticado com *burnout*. O ideal, claro, é identificar precocemente o quadro e intervir antes que a situação chegue a extremos como esses.

O segundo aspecto é mais básico e ainda mais importante: trata-se de um mal evitável. A consciência desse risco e a atenção constante à própria qualidade de vida são as ferramentas mais eficientes na prevenção do esgotamento.

Fadiga por compaixão

MAIS ESPECÍFICA DO QUE a síndrome de esgotamento, a fadiga por compaixão pode acometer qualquer profissional da equipe e até mesmo os familiares dos pacientes, situação na qual ela foi primariamente descrita. Os profissionais de saúde e cuidadores que lidam com pessoas em risco de morte, enfermos crônicos ou vitimados por situações traumáticas podem ser contagiados pela dor e pelo sofrimento do outro, desenvolvendo problemas de saúde e estresse traumático secundário – o que pode repercutir negativamente no desempenho de suas atividades.

A fadiga por compaixão é uma síndrome de exaustão biológica, psicológica e social que pode acometer indivíduos que liberam energia psíquica, em forma de compaixão, a outros seres (humanos ou animais) por determinado período, sem se sentir suficientemente recompensados. Em termos simples, é um esvaecimento crônico do cuidado e da preocupação com o outro devido ao uso excessivo do sentimento de compaixão. Trata-se de uma síndrome que apresenta sintomas muito parecidos com os da síndrome do esgotamento (*burnout*) e com os do estresse traumático secundário, porém decorre da constante compaixão e cuidado a outrem, causando aos profissionais, ao longo do tempo, um declínio em sua habilidade de experimentar alegria ou de sentir preocupação com alguém.

Apesar desse aspecto negativo, um ponto importante é que as profissões de ajuda, por seu caráter altruísta, também são geradoras de prazer, ocorrendo a fadiga por compaixão quando há um desequilíbrio em favor dos aspectos negativos da atuação.

A fadiga por compaixão afeta com mais frequência os profissionais cujo contato com quem sofre seja inevitável e constituinte do cotidiano de trabalho, como é o caso dos que prestam auxílio a emergências e urgências (bombeiros, policiais, médicos, enfermeiros) e daqueles que prestam apoio ou assistência em geral e em situações de crise ou trauma (psicólogos, assistentes sociais, professores, veterinários, advogados). Esses profissionais são mais vulneráveis não apenas porque lidam diretamente com pessoas ou animais em sofrimento, mas também porque a empatia e a compaixão são elementos essenciais para a realização eficaz de suas atividades. A compaixão é uma ação altruísta que move o indivíduo a aliviar o desconforto alheio. Por sua vez, a ação altruísta envolve uma preocupação empática, que é a capacidade de se colocar na situação do outro, o que é fonte inequívoca de estresse psicológico.

Além da necessidade de lidar com o estresse, com as insatisfações, os sentimentos pessoais em relação ao trabalho e os conflitos normais oriundos dele, os profissionais e cuidadores ainda se veem frequentemente expostos ao sofrimento físico ou emocional e ao trauma daqueles que precisam de seus cuidados, assim como de sua sensibilidade.

Ultrapassado o limite da recompensa da satisfação pela compaixão, o profissional não consegue mais lidar de modo saudável com os sentimentos procedentes do sofrimento dos pacientes que atende e, em decorrência desse fato, seu organismo passa a defender-se de seu trabalho utilizando-se de respostas somáticas.

Testemunhar o sofrimento ou a dor de alguém pode ser tão doloroso e angustiante quanto viver o mesmo sofrimento ou a mesma dor em nosso organismo, sobretudo para os mais propensos a se sensibilizar com os sentimentos alheios, que por esse mesmo motivo escolhem a profissão de cuidadores a fim de servir melhor a outros seres humanos. Contudo, essa empatia, esse envolvimento, essa vontade de servir, assim como a compaixão despertada em sua pessoa por aquele de quem cuida, podem gerar a dor de cuidar.

Acrescente-se também que os profissionais do cuidado podem sentir-se vivendo a dor de alguns ou de todos os seus pacientes. Sua compaixão, por exposição constante a fatos dolorosos ou traumáticos, pode trazer-lhes sintomas psicológicos no próprio corpo, levando-os à fadiga. É quando, então, quem cuida adoece.

12. Sobrevivência: a medicina como negócio

A MEDICINA PODE ter começado com pessoas da nobreza que conseguiam dedicar-se total e integralmente a essa arte sem se preocupar com sua sobrevivência, mas não é mais assim na quase totalidade dos casos. Querendo ou não, o ideal do "projeto Rondon", de atender em comunidades carentes, fica restrito a pequenos grupos. Na prática, a medicina é uma profissão como outra qualquer, e seus praticantes precisam auferir dela as condições suficientes para seu sustento.

Além do lado científico, as questões comerciais que tornam a prática médica viável como forma de trabalho e sustento são essenciais para o exercício da profissão e, como muitos outros aspectos, também não são ensinadas nos bancos escolares. Até hoje não aprendemos, durante nossa formação, aspectos básicos de como gerenciar financeiramente nossa vida. Ao contrário, muitas vezes saímos da faculdade com a incômoda sensação de que é errado cobrar pelo que fazemos.

O investimento

Os PRIMEIROS "MÉDICOS", MUITO antes de a profissão ser oficializada, eram raros. Muitos dedicavam-se a reis e exércitos, e a profissão tinha um *status* de nobreza. Algumas cidades do interior (cada vez mais raras) ainda consideram o prefeito, o médico, o juiz e o padre a "elite" do local.

O próprio acesso aos cursos de Medicina, sempre difícil, era quase uma exclusividade das classes mais abastadas. Fatos como faculdades particulares cobrando entre 5 e 10 mil reais por mês, por seis anos (um investimento básico de 720 mil reais, só com as mensalidades), em período integral (sem possibilidade de um trabalho rentável para cobrir os custos), o que torna necessário o sustento pela família, ainda fazem que a medicina seja elitista. As faculdades públicas são a opção, mas o fato de elas serem as mais concorridas demanda um bom ciclo básico (geralmente privado e caro) para o ingresso. Isso agora vem sendo parcialmente modificado pelo sistema de cotas, mas a segregação pelas condições econômicas ainda é uma realidade.

O alto custo dos serviços médicos tem origem nos sistemas de financiamento, como os seguros de saúde e os planos de saúde suplementar, que, como intermediários com fins lucrativos (exceto algumas autogestões), passaram a fazer pressão constante para elevar a captação (mensalidades) e reduzir os gastos (honorários e serviços).

A proliferação dos cursos de Medicina e a má distribuição dos médicos no território nacional fizeram que a relação entre oferta e demanda se modificasse, o que reduziu drasticamente a remuneração dos médicos. Um político certa vez declarou que médicos eram como sal: "Brancos, baratos e disponíveis em todos os lugares".

A remuneração

A RELAÇÃO COM O outro, conflituosa por natureza, fica mais tensa quando envolve aspectos financeiros. Louis-Ferdinand Céline (França, 1894-1961) disse: "Ser médico é uma tarefa ingrata. Quando é pago pelos ricos, corre o risco de ser considerado um criado, e quando é pago pelos pobres, um ladrão".

É difícil estabelecer o honorário "justo". Na prática, vale a determinação capitalista das leis de mercado, de oferta e demanda. Se você cobra mais do que seus pacientes estão dispostos a pagar pelos seus serviços, sua clientela diminui. Se você cobra menos, sua clientela aumenta, mas, em muitos casos, você se desvaloriza como profissional.

Diz o ditado que "o hábito não faz o monge", mas complete-se: "As alfaias enobrecem a cerimônia". De certa forma, deve-se pagar pelas alfaias. Você pode comer um delicioso prato de comida no boteco da esquina, e pode regalar-se exatamente a mesma iguaria, mas servida num ambiente finamente decorado, com pratos de porcelana e toalhas de linho. A comida talvez seja a mesma, mas o preço e o valor serão diferentes. O preço sobe porque se agrega valor (é possível pagar muito caro por uma comida medíocre, com a justificativa de que a decoração era de um *designer* europeu).

Na medicina não é diferente. Há várias formas de agregar valor ao trabalho do médico – como a estrutura física impecável, atendimento primoroso da secretária, agenda flexível, disponibilização de um telefone para emergências e de um café expresso na sala de espera (com ar-condicionado para acompanhar), entre inúmeros outros fatores que podem fazer os pacientes se sentir mais confortáveis, seguros e, com isso, propensos a desembolsar um valor mais alto pelo atendimento. A dificuldade é nossa falta de formação em atendimento ao cliente. Em geral, o que julgamos prioritário não tem importância nenhuma para o paciente. Entre uma decoração assinada por um renomado *designer* de interiores e uma secretária solícita, é provável que o médico fique com a primeira opção e o paciente, com a segunda. É importante compreender as percepções e expectativas dos pacientes a fim de definir onde investiremos nossos recursos de forma mais eficaz. Isso se chama agregar valor de forma inteligente.

A vocação médica pura pode ser a de servir ao outro, de ajudá-lo independentemente de remuneração, tal como fazem algumas organizações altruístas, mas na prática diária o próprio Conselho de Medicina, com base no Código de Ética Médica, pode entender um atendimento gratuito ou com preços muito inferiores aos que praticamos no mercado como concorrência desleal. Seu artigo 51 diz ser vetado ao médico "praticar concorrência desleal com outro médico".

Soma-se a toda essa confusão de cifras o fato de que os médicos, em geral, têm pouca ou nenhuma noção mercadológica. Não nos sentimos confortáveis ao lidar com valores, preços, questões de mercado etc. Muitos de nós, inclusive, sentem certa "culpa" ao cobrar uma consulta. É cultural.

Temos um colega hematologista que se recusava a receber por consultas particulares; só se sentia confortável atendendo a pacientes do SUS ou, no máximo, aos convênios médicos. Rotineiramente ele pedia que a secretária devolvesse o dinheiro da consulta, caso tivesse qualquer impressão de que o paciente não poderia pagar. Certa vez um paciente se mostrou ofendido com essa atitude e insistiu que o médico aceitasse o pagamento, dizendo que ele daria um jeito de comprar os remédios receitados. O colega ficou tão desconfortável que agiu de forma insólita: aceitou o dinheiro e pediu que o paciente aguardasse alguns minutos na sala de espera. Mandou a secretária ir buscar os remédios receitados na farmácia da esquina (com o dinheiro recebido do paciente) e entregou a ele, dizendo que eram amostras grátis. Só assim ele se sentiu em paz consigo mesmo.

Claro que esse é um caso extremo, mas o sentimento de desconforto por ser pago pela ajuda é mais comum do que se pensa. A solução para isso é uma só: informação. Aqui valem muitas estratégias: cursos de Administração ou Economia, orientação profissional especializada ou até mesmo a contratação de uma pessoa capacitada para assumir toda a parte financeira (inclusive as cobranças e a definição de valores). Vale até psicoterapia.

Em suma, nem oito nem 80! Moral da história: deixe seus valores mais arraigados e seu instinto de autopreservação orientarem a decisão de aceitar uma forma de construir sua carreira, e não sua carteira.

13. O seu lugar no mundo

DURANTE A FORMAÇÃO profissional o estudante já percebe que os médicos não são iguais. Há diferenças de personalidade, de "estilos" que muitas vezes se refletem na escolha das especialidades, originando alguns estereótipos. Mas, além disso, os médicos têm certo *status* dentro das próprias especialidades.

Alguns terão posições de liderança e chefia dentro de grupos, clínicas ou hospitais; outros serão líderes de opinião, aqueles em que os outros se espelham por seu conhecimento ou desempenho; outros terão respeito pela sua experiência, pelo seu volume de atendimentos em determinada área. E, por fim, há os que simplesmente terão o reconhecimento de seus pacientes, pelo convívio e dedicação. Não estar em nenhum desses grupos é não ser um bom médico.

O meio acadêmico e científico e o contato com a indústria farmacêutica acabaram por atribuir certa gradação de "importância" a cada um desses grupos. Para o mundo acadêmico e científico, o grupo mais importante é o que gera novos conhecimentos. Para o mundo comercial, o mais importante é o chefe de serviço que determina a escolha (e a compra) de determinados medicamentos e insumos, assim como o líder de opinião, que leva seguidores a adotar determinadas condutas. Para o paciente o mais importante é o ombro amigo e confiável, presente em todos os seus momentos de dificuldade.

É muito raro – quase impossível – conciliar adequadamente as três áreas; por isso, os médicos acabam tendo de escolher sua posição no mercado, ou pelo menos definir aquela à qual aspiram, tendo o cuidado de não se frustrar pelas suas escolhas. Esse é um processo que exige autoconhecimento e paciência, o que significa "tempo para pensar em si mesmo e na própria carreira". Embora seja um tempo difícil de arrumar, ele pode significar uma tremenda economia de sofrimento no futuro.

14. Mulheres na medicina

É UMA CONSTATAÇÃO prática que os cursos de Medicina têm cada vez mais mulheres em suas turmas. Certa vez, um amigo disse que quando os judeus e os homens deixam um negócio é porque ele não tem mais futuro.

Sem nenhuma conotação sexista, nem desmerecimento às mulheres. O que acontece, muitas vezes, é uma conjunção de dois fatores. O primeiro é o desejo das mulheres de expandir suas opções no mercado de trabalho. Há mulheres que pilotam aviões, dirigem ônibus e táxis, participam das atividades militares ou são excelentes mecânicas. Por isso é fácil entender que mais mulheres estejam optando também pela área médica.

No entanto, há outro aspecto. Ainda vivemos em uma sociedade lamentavelmente patriarcal e os homens ainda têm muito preconceito quanto a ser "sustentados" por suas mulheres. Há aqueles que não se sentem bem em compartilhar as atividades rotineiras do lar e, em contrapartida, acreditam que devem ser os principais responsáveis pela sustentação financeira da família. Muitos concordam que a mulher tenha sua atividade profissional, mas fica implícito que ela não pode abandonar sua responsabilidade dentro de casa. A opção feminina de ter uma profissão implica acumular cargos, visto que ela continua responsável pelas tarefas domésticas, pela organização da rotina da casa, pela gestação e criação dos filhos em tempo hábil. Mesmo que ela comece a faculdade entre os 17 e 18 anos, terá pela frente os seis anos básicos de formação, uma residência geral de mais dois anos e uma especialização de mais três, totalizando nove anos, para só então inserir-se, geralmente com dificuldade, no mercado de trabalho. É um tempo longo demais para quem também constitui uma família e um lar.

Esse tipo de posicionamento cultural e financeiro fez que, historicamente, profissões em geral mal remuneradas e com cargas horárias menos intensas (como a pedagogia e o magistério) fossem escolhas nitidamente femininas, pois os maridos (médicos, engenheiros, advogados, entre outros) tomavam para si a responsabilidade do sustento da família, enquanto as esposas mantinham sua função dentro de casa. Ou seja, as escolhas das mulheres tinham pouco ou nada que ver com sua capacidade pessoal ou com sua vocação. Eram fruto de um arranjo social histórico.

Não é preciso descrever aqui as grandes mudanças que ocorreram no mercado de trabalho em relação às mulheres, sendo a maior parte delas extremamente positiva. Hoje as mulheres são uma grande força de trabalho e contribuem, com suas características tipicamente femininas, para a melhoria da execução de muitas atividades. A humanização das relações entre patrões e empregados, por exemplo, é em grande parte fruto da percepção feminina. Além disso, mulheres tendem a ser mais organizadas e intuitivas, características extremamente favoráveis para muitas profissões (entre elas a própria medicina). Hoje já existe a percepção de que o trabalho de homens e mulheres em parceria pode gerar resultados muito mais eficazes do que quando cada gênero se restringe às suas habilidades.

É claro que existem áreas que continuam restritas, como a construção civil e outras profissões que exijam maior desempenho em termos de força física, ou para as quais ainda existe um preconceito palpável em relação à atividade feminina. Embora as mulheres estejam se tornando maioria nos cursos de Medicina, algumas especialidades como a ortopedia, a neurocirurgia e a urologia ainda são redutos masculinos, ao passo que a pediatria, a dermatologia e a ginecologia são as principais escolhas femininas. Nesses casos, as escolhas estão muito mais associadas à maior aptidão de determinado gênero para cada área, e isso não tem nada de preconceituoso. Uma mulher que decida ser ortopedista ou um homem que sonhe em ser pediatra pode fazer suas escolhas, e ambos serão respeitados por isso. A competência, seja na medicina ou em qualquer outra profissão, fala mais alto que o gênero.

A difícil tarefa de ser médica e mulher

ATÉ O SÉCULO 19, as mulheres eram consideradas incapazes para o exercício da profissão médica, possivelmente por suas características de personalidade, consideradas frágeis para essa função. Ainda no final desse século, começaram a surgir faculdades de Medicina exclusivas para mulheres. Segregadas, era como se não existissem.

O preconceito em relação a elas era tanto que para ter chance de concorrer a prêmios científicos enviavam trabalhos com pseudônimos masculinos, uma vez que as sociedades médicas não as aceitavam. Além disso, as cátedras das universidades eram ocupadas exclusivamente por homens. Médicas não eram admitidas nos bons hospitais e muito menos em especialidades como cirurgia, ortopedia e urologia.

A professora Angelita Gama, uma das primeiras mulheres formadas em Cirurgia na Faculdade de Medicina da USP, conta que em sua época o centro cirúrgico não contava com vestiário para médicas e que poucos homens confiavam em ser operados por uma mulher. Imaginem as barreiras que ela enfrentou para chegar à posição que ocupa hoje, referência em cirurgia do aparelho digestivo.

Só a partir da segunda metade do século 20, gradativamente, as mulheres tornaram-se mais presentes na medicina. Hoje os preconceitos são menores e uma médica competente pode conquistar seu lugar no mercado de trabalho. Mas seria ingênuo ignorar que ainda existem dificuldades. Em alguns serviços de saúde e em certas regiões do Brasil, as médicas ainda têm salário inferior ao dos médicos, mesmo exercendo a mesma função. Elas também podem ser preteridas por seu "potencial para engravidar".

A professora doutora Lígia Nièro, outra pioneira na medicina brasileira, costuma dizer que uma médica precisa fazer três vezes mais que um homem para conseguir um terço do reconhecimento que ele tem. Isso é particularmente verdade no mundo acadêmico, em que a competitividade é acirrada e os homens estão habituados à posição de chefia. Apesar disso, a participação delas vem aumentando, e isso já é um grande passo. O preconceito, muitas vezes, força as mulheres a exercer sua profissão com um rigor que as torna imbatíveis.

Os relacionamentos pessoais também podem ser problemáticos. É comum as médicas se casarem com colegas, pois boa parte dos homens ainda tem dificuldade de aceitar que sua esposa examine outro homem (embora dificilmente assumam isso), que saia de madrugada para atender a um chamado ou que sacrifique o convívio da família em função da profissão. Uma colega pediatra, casada com um engenheiro, chegava a dizer ao marido que estava indo ao *shopping* (ou à manicure) quando a chamavam ao hospital fora do horário de trabalho. Patético, mas real. Até mesmo o arranjo médico-médico pode gerar problemas, como a competição profissional dentro de casa, comparações financeiras (extremamente maléficas) ou cobranças descabidas, situações essas que inviabilizam o estabelecimento de uma parceria conjugal saudável. Assim, uma médica que deseje ser bem-sucedida também na vida pessoal tem de desenvolver um jogo de cintura e tanto, além de acertar na escolha do(a) parceiro(a).

Sobrecarregadas, engravidam tardiamente, têm menos filhos do que o restante da população, participam menos da vida acadêmica e de publicações científicas, recebem menos apoio de seus superiores e progridem, diante disso tudo, mais lentamente na profissão. Todas (sem exceção), em algum momento da vida, se perguntam se vale a pena. E a resposta, quase invariavelmente, é "claro que sim". Mulheres que superam todas essas provações só o fazem porque têm um espírito incansável e persistente. Provavelmente foi esse espírito que as levou a fazer essa escolha, e não o contrário. Elas agiriam da mesma forma obstinada em qualquer profissão que escolhessem. A medicina é apenas mais uma forma de expressar sua força.

Mães médicas

Claro que toda conquista tem seu preço. A dedicação a uma profissão como a medicina, com suas exigências de tempo, estudo, disponibilidade etc., tem um impacto muitas vezes angustiante sobre as mulheres, em especial sobre as que sonham em ser mães. Enquanto os cuidados domésticos podem ser supridos por terceiros, a educação dos filhos ainda é uma prerrogativa (e um privilégio) das mães. Dedicar-se com afinco a uma área que demanda muito tempo de atividade é quase incompatível com a criação dos filhos, pelo menos com a criação considerada "ideal", e que está arraigada na vida das mulheres. Apesar de os homens estarem cada vez mais participativos na educação e nos cuidados dos filhos, as mães ainda sentem, em seu coração, que essa responsabilidade é delas.

Uma mãe/médica precisa estar preparada para lidar com a culpa o tempo todo. Ela ouvirá perguntas como: "Mãe, por que você não deixa as mães dos seus pacientes cuidarem deles? Assim você pode cuidar de mim"; "Mãe, por que você teve de ser médica? Foi castigo por alguma coisa errada que você fez?"; "Mãe, seus pacientes são mais legais que eu?"; "Mãe, você pode tirar férias amanhã?"

Para essas médicas, que se consomem em meio à culpa e à sensação de fracasso em seu papel como mães, há um grande ensinamento a ser aprendido. As melhores mães são aquelas de quem os filhos podem se orgulhar. Filhos que aprendem desde cedo que a mãe faz algo incrível, que ajuda as pessoas, contribui para um mundo com menos sofrimento e, principalmente, é apaixonada pelo que faz certamente estarão prontos para compensar a ausência física frequente. Serão pessoas mais independentes e mais capazes de compreender as necessidades alheias, pois esse é o modelo que eles têm em casa. Basta que eles tenham certeza de que o amor maternal é incondicional e que a mãe continua sendo um grande porto seguro, mesmo que não esteja sempre ao seu lado. Às vezes, um simples *post-it* pregado na lancheira, dizendo "Mamãe está pensando em você", é suficiente para aquecer o coração de uma filha. Outra dica valiosa, aprendida de uma colega pediatra, é jamais explicar as ausências com justificativas financeiras, do tipo "Filho, a mamãe tem de trabalhar bastante para poder comprar presentes para você". Esse tipo de colocação, além de estimular o materialismo, deixa claro que é mais valioso "ter" do que conviver. A pediatra costumava explicar o seguinte às filhas: "Meninas, a mamãe trabalha muito porque isso me faz muito feliz, eu adoro ajudar as pessoas. É importante a gente fazer coisas boas na vida". Precisa dizer mais?

Além disso, a experiência de ser médica permite que essas mulheres sejam capazes de transmitir a seus filhos percepções únicas sobre o mundo e a humanidade. Mães médicas são extremamente capazes de detectar lampejos minúsculos de sofrimento nos olhos de seus filhos – elas treinam essas percepções o tempo todo com seus pacientes. Elas tendem a ver o mundo com mais compaixão e tolerância, pois vivenciam o sofrimento alheio em seu dia a dia. Esse aprendizado é transmitido aos filhos em cada atitude delas, ajudando-os a se tornar pessoas melhores.

Assim, ser filho de uma mãe médica pode ter mesmo a desvantagem da ausência. Mas também pode ser uma experiência valiosa, transformadora e absolutamente válida.

15. Pancadas na cabeça

Qualquer profissão tem, intrinsecamente, desafios a ser superados. Estes podem estar relacionados à exigência de atualização constante, à habilidade de construir relacionamentos, à capacidade de criar, à resistência física e a muitas outras questões. Com a medicina não é diferente. Como qualquer profissional, os médicos procuram se capacitar da melhor forma possível para se inserir no mercado de trabalho de forma satisfatória. Só que o mercado de trabalho nem sempre está alinhado com as expectativas do profissional, e em muitas situações não há nada que ele possa fazer para reverter o quadro. É nesse ponto que as "pancadas na cabeça" acontecem.

Faz parte da natureza humana tentar adequar o mundo à sua realidade em vez de fazer o contrário. Esse é o motivo essencial que leva casais a ficar em relacionamentos falidos e infelizes, pessoas a se manter em situações humilhantes e profissionais a permanecer em empregos insatisfatórios. A sensação de que tudo vai mudar, e de que podemos transformar a estrutura a nosso favor, impede que nos desvencilhemos desse tipo de situação. Despendemos tempo, energia e vitalidade tentando provar que estamos certos, que o patrão não sabe o que faz, ou que a promoção deveria ter sido dada a nós em vez de ao colega da mesa ao lado. O fato é que muitas coisas simplesmente não podem ser mudadas. Assim como temos nossas convicções firmes, as pessoas a quem tentamos mudar têm as delas. E, claro, nem sempre estamos assim tão certos. Essa discrepância de pensamentos, valores e convicções pode levar a situações extremamente danosas, caso não seja manejada de forma sensata. Pode resultar na perda da função ou, pior ainda, num profissional angustiado e frustrado que não consegue vislumbrar um futuro minimamente satisfatório. Alguém que levou uma pancada "daquelas" e demorará anos para se recuperar (quando se recupera).

Nós, médicos, temos o ônus adicional de não separar facilmente as questões pessoais das profissionais, sobretudo pelo tempo que dedicamos ao trabalho e pela intensidade com que fazemos isso. Nossos colegas de profissão tornam-se os amigos mais próximos, os momentos de lazer incluem a presença deles, nossos principais assuntos giram em torno do que fazemos o dia todo: medicina. Alguém nos pergunta nosso nome e respondemos, sem nem pestanejar: "Doutor Fulano de Tal". Até mesmo nossas piadas envolvem as situações que vivemos diariamente (o que muitas vezes torna insuportável, para quem não faz parte dessa rotina, o convívio conosco). A situação pode chegar a tal extremo que o irmão publicitário de uma colega, cujo pai era médico e a mãe, enfermeira, pediu oficialmente que não se falasse mais de medicina na mesa do almoço de domingo: ele não conseguia participar nem minimamente das conversas da família.

Em seu livro *Os cinco níveis de apego*, Don Miguel Ruiz Junior descreve de forma magnífica o processo pelo qual transformamos nossas crenças numa espécie de máscara, que vestimos para nos apresentar ao mundo nas mais diversas situações. Essa atitude, totalmente normal e intrínseca aos seres humanos, é útil para que possamos conviver com os outros e extrair o melhor de cada situação, mas se torna um problema quando nos esquecemos de tirar a máscara e a transformamos na versão oficial de nós mesmos. Isso nos restringe, e muito, como pessoas. O apego à condição de médicos, por exemplo, pode chegar próximo do fanatismo (níveis quatro e cinco do apego, segundo Don Miguel). Nesse ponto, a pessoa se enxerga primeiro como médico – e todo o resto vem depois. O "resto", esclareça-se, é nada menos que a própria pessoa, sua essência, sua forma de pensar, suas emoções, suas relações mais íntimas. Isso faz que ela aja primeiro como acredita que um médico deveria agir, sem questionar se aquela atitude condiz com o que ela própria acredita em termos pessoais. É uma confusão perigosa e potencialmente fatal.

As relações institucionais

É AQUI QUE UM grande problema se desenha. Com o tempo, passamos a acreditar que nossa situação é estável e normal, dependendo a permanência em nossa função apenas de nós mesmos. Passamos a acreditar que nosso valor sempre será reconhecido, e que basta nos mantermos atualizados e cordiais que tudo ficará bem. Afinal, aquela é a nossa vida, certo? Errado. Seja qual for o cargo que o médico exerce, seja qual for o envolvimento pessoal dele em sua função, aos olhos dos outros seu trabalho jamais terá o mesmo valor que tem para ele. Para quem está de fora, ele está apenas exercendo sua profissão, e não vivendo sua vida.

O grande risco disso tudo é a imensa pancada na cabeça quando a situação administrativa, financeira ou política muda, e afeta diretamente o exercício profissional do médico. As perdas vão muito além das financeiras: o médico passa por um verdadeiro processo de luto. Exagero? Longe disso. Acontece com mais frequência do que imaginamos, e dói mais do que se espera.

Uma colega, após quase oito anos de dedicação à implantação e ao desenvolvimento de uma unidade de cuidados paliativos no hospital em que trabalhava, recebeu (por telefone) a notícia de que seria substituída por outra médica, vinda de outro serviço. Assim, sem maiores explicações. Segundo ela, a sensação foi equivalente à da perda do próprio pai. As náuseas, a insônia nos dias subsequentes, os pensamentos recorrentes, os questionamentos sobre culpa, fatos, situações, tudo isso permeou seus dias até que conseguisse se recuperar. Seu amor pela unidade, que ela tinha ajudado a criar e se tornara parte de sua vida, elevou o significado do seu trabalho a um patamar muito mais importante do que o de um emprego. Para ela, era uma filosofia de vida. Para a administração do hospital, era um cargo como outro qualquer.

Outro colega, cardiologista, vinha trabalhando havia 12 anos no posto de saúde de uma pequena cidade do interior. Foi o único cardiologista da cidade por anos, sendo responsável pela assistência a famílias inteiras, ajudando a prevenir uma enormidade de complicações cardiológicas e atuando muitas vezes como clínico geral, evitando assim que os pacientes precisassem se deslocar para outras cidades. As pessoas o cumprimentavam por onde passasse, era respeitado pela equipe de saúde do posto e mantinha um ótimo relacionamento com o prefeito e a Secretaria da Saúde, que reconheciam o valor de seu trabalho e o remuneravam de forma diferenciada. Até que mudou o prefeito, e junto com ele mudaram as prioridades administrativas. O colega foi informado de que não poderia mais receber salário diferenciado, o que significava um corte de 40% no valor. E não houve negociação possível diante da argumentação de que "médico é tudo igual, não há motivo para um receber mais que o outro". Simples assim.

Esse talvez seja um dos grandes desafios que um médico precisa enfrentar. É extremamente complexo dosar sabiamente o próprio envolvimento pessoal com o trabalho, em especial por lidarmos com a vida das pessoas, em todos os sentidos. Ao fazer isso, colocamo-nos numa posição que dificilmente um administrador ou qualquer profissional que não lide com a saúde será capaz de compreender em sua total magnitude. É preciso ser médico para entender o que é ser médico; portanto, não podemos esperar que todos entendam. Por isso é importante ter como aliadas pessoas (cônjuges, familiares, amigos) que mantenham nossos pés no chão, que não permitam que nosso idealismo ultrapasse os limites razoáveis. Mas que também não nos deixem esquecer de que o envolvimento, na medida certa, é o que faz a medicina valer a pena.

16. Como lidar com tudo isso

Muitas vezes vemos médicos comportando-se com frieza e grosseria, e alguns atribuem isso não à indiferença, mas ao excesso de envolvimento pessoal, dizendo que às vezes os médicos são agressivos para fugir de situações que lhes causam grande sofrimento. Não foi uma única vez que ouvimos esse tipo de argumentação. Se nos lembrarmos de nossos tempos de estudantes de Medicina e dos anos de residência médica, buscando, nas profundezas da memória, o momento exato da formação médica em que alguém nos ensinou que fugir nos protegeria do sofrimento, descobriremos que esse momento não existe.

O sofrimento humano, ao contrário da doença, é único. Se não compreendermos essa diferença básica, provavelmente falharemos em aliviá-lo. Para melhorar a doença, oferecemos tratamento. Para aliviar o sofrimento, temos de ofertar bem mais que isso. Esse é o problema que enfrentamos o tempo todo. Aprendemos muito sobre as doenças e quase nada sobre o sofrimento humano. É aí, bem nesse ponto, que aprendemos a fugir.

Também é aí que podemos fazer uma intervenção e modificar nosso rumo profissional. Os fatos são claros: a medicina é uma profissão complexa, lidar com pacientes é tarefa hercúlea e trabalhar nossas emoções e dificuldades constitui um desafio interminável. Esses são os fatos que não podemos mudar. O que muda é nossa atitude com relação a eles.

Assim como conseguimos superar medos enfrentando-os, somos capazes de superar a complexidade de lidar com o sofrimento se dispusermos das ferramentas adequadas. Até onde sabemos, não há ferramentas mais eficazes do que a comunicação adequada e a prática da empatia. Essas são as principais aliadas do médico no exercício de seu trabalho. Exigem persistência, atenção, paciência, treinamento e uma boa dose de autoconhecimento. Mas valem cada milímetro do esforço.

É claro, você sempre terá a opção de fugir; sempre poderá agir de forma distante, fria e até grosseira, sendo provável que mesmo assim consiga trabalhar como médico. Mas, se essa for sua escolha, se o exercício da sua profissão lhe causa tanto desconforto, se não lhe traz a sensação de estar fazendo o que é certo, talvez seja o momento de parar de fugir e repensar a profissão que você escolheu. Mais importante do que ser médico é ser feliz.

17. Alguns problemas de maior relevância

A comunicação com o outro

O SER HUMANO se define na relação com o outro. Somos o resultado dialético da nossa interação com os semelhantes que nos cercam física ou imaginariamente. O que nos constitui, e define como somos, é essencialmente o diálogo, a comunicação, seja ela verbal ou, principalmente, não verbal.

Se em essência somos assim, essa característica assume particular importância quando agimos em prol de uma atitude terapêutica para com outro ser humano, fragilizado por sua enfermidade.

A aproximação do outro já inicia o diálogo. Até o silêncio fala! Gestos, olhares, postura, entonação. Dizemos que não importa o que se diz, mas como se diz. Mas, antes de dizer algo, é preciso ouvir atentamente. Mais do que isso: é preciso escutar o outro.

Ouvir refere-se aos sentidos da audição. A pessoa ouve apenas, pode ou não interpretar a comunicação. Escutar requer mais que ouvir. Temos de prestar atenção ao assunto, entender do que se trata, perceber o que foi dito, sentir as palavras, memorizar o assunto, opinar, levar em consideração e agir ou não em conformidade.

Escutar requer tempo, e para compreender é preciso que estejamos conscientes dos sistemas referenciais que estão em contato, o do profissional e o do binômio indissociável paciente-família. É necessário ter o cuidado primordial de não tentar impor nosso sistema de valores. É preciso ver o mundo com os olhos do outro. Como diz um provérbio da tribo Cheyenne: "Não julgue o outro até andar duas luas nos mocassins dele".

Parece simples, mas, como diz Nilton Bonder, quando estão em jogo situações de grande estresse emocional, a informação não produz cognição. Regredindo a um momento em que se sentia psicologicamente confortável, o paciente (e sua inseparável família) não se encontra em uma situação estável e "adequada", sua visão de mundo está turvada pela doença e pela insegurança ante uma situação que ele não consegue vislumbrar claramente.

Além de escutar e compreender o universo caótico em que o outro está imerso, precisamos ajudá-lo a reorganizar sua visão do mundo físico e espiritual. Essa é sua necessidade básica e fundamental; é a partir desse solo firme, de uma visão clara que reflita o mais precisamente possível sua realidade, que ele poderá tomar decisões e fazer escolhas de forma adequada.

Esse é o real trabalho dos cuidados paliativos, por exemplo. Controlar sintomas, sim, sempre! Não se pode focar no positivo quando a dor é insuportável. É preciso aplacar o sofrimento físico, mas é necessário ir muito além. A "cura" como ser humano pode existir mesmo quando a "cura" biológica parece utópica. Não se trata de restaurar um sistema orgânico, biopsíquico; muito mais do que isso, é necessário encontrar o significado para a existência. É como dizia Viktor Frankl: "Nada proporciona melhor capacidade de superação e resistência aos problemas e dificuldades em geral do que a consciência de ter uma missão a cumprir na vida". O ruim não é morrer, mas morrer sem que a vida tenha significado.

Cuidar do outro, mais do que "curar", é ajudá-lo a encontrar o significado de sua existência, o sentido de sua vida. E quando falamos em sentido, não estamo-nos referindo a um ponto de chegada. Disse Gandhi: "Não existe um caminho para a felicidade. A felicidade é o caminho". Da mesma forma, não existe um caminho para chegar ao significado da vida. Disse Frankl: "O homem não deve perguntar qual o sentido da sua vida, mas antes deve reconhecer que é ela que está sendo indagada" e "Quando já não somos capazes de mudar uma situação[...] somos desafiados a mudar a nós próprios".

Fomos trazidos à luz no trabalho de parto. Lidar com doenças que nos confrontam com a finitude é percorrer o caminho inverso, é preparar a nós mesmos e aos outros para um processo fisiológico que é sabidamente finito. A morte só existe para os que ficam nesta existência. Para quem morre é, em essência, uma vida que termina. Lidar com a finitude é elaborar as perdas.

Como na questão filosófica do copo que está meio cheio ou meio vazio, aqui também se pode olhar não apenas para o que não estará mais lá, posto que finito, mas também para o que se deixa, dado que eterno. É preciso deixar um legado, sendo esse o sentido da velha máxima de "escrever um livro, plantar uma árvore e ter um filho", não necessariamente nessa ordem.

Um caminho no meio do deserto. A divisão entre dois mundos, um céu azul e a areia, nada mais. Não se vê o fim do caminho, apenas algumas montanhas que persistirão depois de nossa passagem. Só há o caminho branco como centro da imagem, a essência. Nada poderia ser mais adequado para descrever o livro *Cuidados paliativos: conversas sobre a vida e a morte na saúde* (2015). Não se pretendeu fazer um tratado filosófico, já existem muitos. A intenção foi relatar as experiências pessoais dos autores desde o surgimento dos cuidados paliativos no Brasil, o nosso caminho, e ao mesmo tempo ajudar outros profissionais a compreender a importância de perceber a própria trajetória para, a partir daí, ajudar pacientes e familiares a fazer o mesmo.

A forma de se conseguir uma vida significativa e digna é a comunicação. Nem sempre o que se transmite é boa notícia, sobretudo quando se trata de adoecimento. Más notícias não podem ser transformadas em boas-novas, mas é preciso preservar a esperança e oferecer acolhimento e suporte.

Desconstruímos o conceito de má notícia ao nos referirmos à transmissão de informação e esclarecimento. Não é mentir, e sim dosar a verdade, dar à pessoa a possibilidade de conhecer sua situação e buscar as armas para enfrentá-la. É falsa a ideia de "proteção" ao paciente; na verdade, está presente a defensiva do profissional de saúde. Daí a importância da preparação pessoal, que nos abre para a sensibilização diante de nossos sentimentos em relação à doença e à finitude.

Gente é um "bicho" complicado

NÃO HÁ, EM NOSSA biosfera, um animal mais complicado que gente (ser humano, é bom especificar, pois um ex-ministro já alegou que "cachorro também é gente"). A complexidade das interações pessoais, emoções, reações e dos pensamentos é tanta que séculos de filosofia e psicologia foram suficientes apenas para uns poucos passos na compreensão humana. São muitas as características que nos fazem merecedores do título de "bichos" mais complicados do planeta, mas talvez a maior delas seja nossa peculiar insatisfação crônica.

Todos nós, sem exceção, em maior ou menor grau, mostramo-nos insatisfeitos com alguma coisa todos os dias. Pode ser com a necessidade de acordar cedo, com o ônibus lotado, com a situação política, com o resultado do jogo de futebol ou até com o canto do bem-te-vi na janela.

As insatisfações mudam de acordo com as milhares de variáveis que cultivamos dentro de nós: experiências pessoais, crenças, expectativas, humor, hormônios, entre outras. Muitas delas são óbvias e justificáveis: ninguém se sentirá satisfeito com uma fila de três horas para pagar uma conta, por exemplo.

As insatisfações dos pacientes com seu médico, no entanto, são praticamente impossíveis de prever. Se o médico atende rápido, "O doutor mal olhou na minha cara". Se a consulta é demorada, "Ele ficou fazendo um monte de perguntas, acho que está só me enrolando..." Se o médico pede vários exames, "Ele não deve saber o que está fazendo..." Se diz que não é necessário exame nenhum, "Que médico preguiçoso, nem para pedir uns exames!" Se o médico prescreve um antibiótico, "Fiquei com os dentes estragados por causa do remédio que o doutor passou..." Se não prescreve o antibiótico, "Se essa gripe virar pneumonia, vou processar esse médico!"

Essas são apenas algumas das insatisfações ouvidas todos os dias nos corredores de instituições de saúde. Não nos cabe aqui discutir os panoramas educacional, político e financeiro que permitiram que médicos sejam vistos como profissionais mal-intencionados, incompetentes ou mercenários. O fato é que as insatisfações que as pessoas têm com a própria vida, independentemente das doenças que as impelem a nos procurar, acabam sendo muitas vezes colocadas na conta dos médicos.

Para grande parte dos pacientes, não há linha divisória entre a atuação do médico e os problemas sociais, psicológicos ou financeiros que eles enfrentam. É comum orientarmos uma família quanto à necessidade de cuidados contínuos a um paciente totalmente dependente (após um AVC, por exemplo) e ouvirmos em resposta: "Doutor, todos os filhos dele trabalham fora, não dá pra cuidar dele o tempo todo. O senhor tem de arrumar outra solução pra isso". Somos vistos como "solucionadores de problemas", e ponto. Fácil, não?

18. O outro lado do diálogo

Para entender as demandas dos pacientes e de seus familiares é preciso estar atento não só ao que se diz, mas também ao conjunto das circunstâncias, sabendo que toda percepção pode ser uma questão de interpretação. A investigação da situação deve ser crítica e autocrítica, pois ela será bem-sucedida quando transcendermos nossa perspectiva limitada e tratarmos uns aos outros com compaixão e respeito. Em suma, temos maior chance de descobrir os princípios mais profundos da natureza se tratarmos os pontos de vista alternativos com o tipo de consideração respeitosa que eles merecem.

A visão parcial da situação, enxergando o contexto da relação por uma lente distorcida, pode nos cegar quanto às decisões questionáveis daqueles que dizem ser os donos da verdade. A capacidade de questionar a lente cultural dominante pela qual a maioria de nós enxerga o mundo e de fazer perguntas críticas acerca de nossas condutas é tão rara hoje em dia quanto importante.

Esse não é um problema restrito às relações que envolvem médicos. A incapacidade de ouvir o outro lado pode ser marcante a ponto de destruir casamentos, amizades e até estreitos laços familiares. É difícil compreender o ponto de vista alheio sem sentir que estamos "perdendo" algo, como se o diálogo fosse uma disputa pela razão. Não é. O diálogo é simplesmente a troca de informações entre duas pessoas. Ambas podem estar certas, e ambas podem estar redondamente enganadas.

Certa vez, há alguns anos, um colega hematologista mostrou-se revoltado com um paciente a quem tinha acabado de atender, recém-diagnosticado com leucemia mieloide aguda. O motivo da irritação era a recusa do paciente em se tratar, caso o tratamento envolvesse transfusões de sangue (o paciente era testemunha de Jeová). Tinha sido um longo embate. O médico explicou exaustivamente que não era possível iniciar um tratamento de leucemia garantindo que as transfusões não seriam necessárias. Informou que, caso o tratamento não fosse iniciado rapidamente, a morte era questão de semanas. Usou todos os seus argumentos, mas não demoveu o paciente de sua decisão. O colega estava transtornado, extremamente irritado, e chegou a usar um palavreado que não poderia ser reproduzido neste livro. A médica responsável pelo ambulatório tentou acalmá-lo, explicando que os pacientes têm direito a esse tipo de decisão, e que cabe ao médico informá-los da melhor maneira possível para que sigam o caminho que lhes parecer mais adequado. O colega ficou ainda mais nervoso, inconformado com o fato de o paciente recusar um tratamento potencialmente curativo "só por causa de uma crença idiota".

Situações assim, em maior ou menor grau, não são incomuns na prática médica e em nosso dia a dia. A questão não é o conteúdo que foi explicado. Certamente o colega se esmerou para esclarecer ao paciente que sua única chance de cura era submeter-se ao tratamento e, possivelmente, a transfusões de sangue. O problema do colega foi não ouvir. Seu principal objetivo era convencer o paciente de que ele estava errado e de que o tratamento era, sim, sua melhor opção. Em nenhum momento passou pela sua cabeça que seria no mínimo interessante compreender os motivos que levam as testemunhas de Jeová a preferir a morte a uma transfusão de sangue. Para ele, a crença do paciente não tinha nenhum valor. Era idiota.

Benjamin Franklin sabiamente resumiu todo esse conflito de forma magistral: "Se você me coloca sua opinião de uma maneira dogmática, diretamente oposta ao meu modo de pensar, e não deixa espaço para negociação, eu sou obrigado a concluir – para proteger a mim e a minha autoestima – que você está errado. Por outro lado, se você coloca a sua opinião como uma hipótese, evidenciando boa vontade para discuti-la e explorá-la, na maioria das vezes eu vou me empenhar em comprovar que você está certo".

A dificuldade de falar com quem não se conhece

Quando nos aproximamos de uma pessoa na nossa vida cotidiana "não médica", o conhecimento recíproco se dá de forma progressiva e gradual. Sem contar que, na maioria das vezes, nos aproximamos de pessoas que, por algum motivo, nos interessam.

Numa consulta médica, quase sempre estamos diante de alguém que não gostaria de estar naquele local, falando com alguém que ele não deseja e para, provavelmente, ouvir coisas que não queria ouvir. Tem tudo para dar errado!

O problema da consulta é que devemos interagir rapidamente com alguém que não conhecemos, e precisamos estabelecer em instantes um vínculo para que possamos fazer nossa anamnese e expressar um diagnóstico, um prognóstico e uma conduta.

O Código de Ética Médica diz que nos é vedado "deixar de informar ao paciente o diagnóstico, o prognóstico, os riscos e os objetivos do tratamento, salvo quando a comunicação direta possa lhe provocar dano, devendo, nesse caso, fazer a comunicação a seu representante legal". Mas como avaliar se a nossa comunicação causará danos ou não a uma pessoa com quem estamos deparando pela primeira vez?

"Quebrar o gelo", nessa primeira consulta, pode definir como será a relação entre ambos até o final. Alguns colegas, por suas características pessoais, são especialistas nisso. Cumprimentam o paciente já perguntando de quem ele roubou aqueles lindos olhos azuis, ou minimizam a tensão inicial com algo como "Conta pra mim, dona Teresa, que encrenca arrumaram para a senhora?". Até comentários simples podem funcionar muito bem, como "Bom dia, dona Maria Lucia. Sabe que Maria Lucia era o nome da minha mãe? É nome de gente boa!" É claro que não funciona sempre, mas aumenta muito as chances de a consulta ser menos traumática.

Outro ponto importante é que nossa pressa em esclarecer a verdade deve ser inversamente proporcional à gravidade da situação (exceto em emergências, é óbvio). Não é necessário "vomitar" no colo do paciente que ele tem câncer, por exemplo, se sentirmos que ele nem imagina o diagnóstico. É sempre possível esperar alguns dias pelo resultado de exames, dar dicas de que pode ser algo um pouco mais grave do que pensamos, e só depois esclarecer a situação. Isso se chama "verdade em doses homeopáticas", e pode ser extremamente benéfico na construção de relações que estão se iniciando.

A importância de estabelecer uma relação saudável com o paciente desde o primeiro contato é tamanha que um colega orientava a secretária a puxar conversa já na sala de espera. Antes da entrada do paciente, ela já trazia informações como "ela adora cozinhar" ou "ele tem três netos que moram no Rio". Era meio caminho andado para estabelecer uma conexão.

O paciente

LIDANDO COM SITUAÇÕES DE doença, médico e paciente partem de pontos de vista absolutamente distintos. Além de possíveis diferenças de nível intelectual e habilidade linguística, a distinção básica é que temos um "doente" e um "são", ambos olhando para o contexto da doença. Devemos ter consciência desse ponto de partida distinto e buscar ativamente compreender a perspectiva do outro, quase sempre muito diferente da nossa.

É importante entender que a visão pragmática que o paciente apresenta da realidade e sua compreensão estão profundamente afetadas pela situação de doença, quer pela regressão psicológica que esse estado produz, quer pela percepção e interpretação distorcidas da realidade a que ele está sujeito.

Como diz o rabino Nilton Bonder (1998), quando estão em jogo questões de grande impacto em nossa percepção do mundo, a informação não produz cognição: "ouvimos o que queremos e discernimos de forma a encaixar o mundo em nossa já estabelecida visão da realidade".

A coerência não constitui uma propriedade ou qualidade da comunicação em si. Para construir a coerência dialógica, devemos levar em conta não só os elementos linguísticos que compõem o discurso, mas também, para ambos os interlocutores, conhecimentos e imagens mútuas, crenças, convicções, atitudes, pressuposições, intenções explícitas ou veladas, situação comunicativa imediata, contexto sociocultural e assim por diante. A situação de doença, particularmente de doença grave, desestabiliza o paciente.

Cada paciente é único, e se acha o único

É PROVÁVEL QUE VOCÊ se lembre de alguns professores que teve ao longo da vida e, entretanto, não se lembram de você. O aluno tem um professor, mas este tem vários alunos para lembrar. O mesmo acontece com os pacientes. Eles têm um médico, mas se esquecem de que você tem vários pacientes. Esperam que você lembre o nome de todos eles, mesmo quando os encontra fora do consultório. Esperam que você se lembre até daquela história que ele contou, na primeira consulta, sobre a irmã dele lá da Paraíba, lembra?

Mas o pior é quando eles o procuram numa emergência, geralmente à noite. Às vezes eles dizem: "Desculpe ligar a essa hora da madrugada", e já emendam as queixas que os fizeram entrar em contato, sem ao menos dizer o próprio nome (claro, o doutor sabe exatamente quem está falando, nós nos vimos há apenas quinze dias!). O maior problema é quando vários pacientes fazem o mesmo. A situação às vezes é esquisita a ponto de comprometer a boa relação profissional entre ambos. Um colega contou que, ao atender o telefone, uma moça se identificou como Luciana e começou a falar sobre suas dores abdominais. O colega a interrompeu, desculpando-se e perguntando que Luciana estava falando. Ela ficou tão furiosa pelo fato de não ser reconhecida de imediato que desligou bruscamente o telefone, dizendo que ia procurar o pronto-socorro.

Agora, diante de um mundo globalmente conectado pelo meio eletrônico, há de se adaptar às novidades. Recentemente a família de um paciente criou um grupo de discussão no WhatsApp para que as discussões com o médico e entre os membros da família fossem compartilhadas por todos, em tempo real, sem ter de esperar pelas consultas. Se a novidade pega, teremos em breve vários grupos de discussão, um para cada paciente que estamos acompanhando. E não vai demorar para que alguém tenha a ideia de "presentear" seu médico com um celular para uso exclusivo do paciente e de seus familiares.

A dica, aqui, é esclarecer as regras do jogo logo no início. Explique que, por mais que você se esforce, o número de pacientes é muito grande e você não tem como se lembrar de todos. Deixe claro que o celular deve ser usado somente em caso de urgência, ou organize um esquema de telefones de plantão, no qual você possa dividir a tarefa com colegas. Peça que a pessoa faça a gentileza de se identificar ao ligar. Você pode até brincar com o fato de estar ficando velho e não ter mais a mesma memória de antes, ou usar outra estratégia delicada, mas o que é combinado antes não sai caro depois. E, claro, não aceite o tal celular de presente.

A família do paciente

HÁ MUITO TEMPO, A regra era de que a família participasse de todos os aspectos do tratamento médico. Os familiares eram orientados sobre como cozinhar os alimentos para o enfermo, como administrar as medicações, que tipo de sintomas deveriam funcionar como alerta etc. Com os novos tempos, a família foi sendo excluída do processo. Em geral, apenas um membro comparece às consultas (quando muito), fazendo um grande contraponto com a época em que o médico é que ia ao domicílio do doente e, portanto, falava com a família inteira. Além disso, a valorização do sigilo médico, levado às últimas consequências a ponto de não podermos informar nem mesmo os medicamentos utilizados aos familiares sem a autorização prévia do paciente, levou ao distanciamento das famílias em relação ao processo do adoecimento.

O problema é que, embora as relações entre o médico e a família do paciente tenham se transformado, os laços da família com o doente não mudaram. Mães continuam aflitas com o mal-estar dos filhos, irmãos ainda se desesperam para saber como ajudar, filhos se sentem perdidos sem a firmeza constante dos pais. Ter pouco acesso às informações sobre a doença (ou informação nenhuma) aumenta a ansiedade e o sofrimento.

A inclusão da família no tratamento, felizmente, tem sido retomada com grande empenho. Em cuidados paliativos, um dos conceitos principais diz que o núcleo doente é formado tanto pelo paciente quanto por seus familiares mais próximos. Preconiza-se, inclusive, que seja desenhada já na primeira consulta uma espécie de "árvore genealógica", na qual são descritos, além do parentesco genético, os laços emocionais do paciente. Basta colocar os olhos na tal árvore para sabermos que ele mora com a irmã, que perdeu um filho por problemas cardíacos e tem uma relação conflituosa com a ex-esposa, por exemplo. Compreender o papel da família no processo da doença está longe de ser utópico: os benefícios desse entendimento são significativos e comprovados.

Sabe-se, por exemplo, que acatar sem restrições a decisão do paciente de não contar seu diagnóstico para a família (e vice-versa) pode levar a mais sofrimento, totalmente desnecessário. Chamamos esse tipo de "acerto" de "cerco do silêncio", no qual apenas uma das partes está ciente da realidade. Há situações extremas em que histórias gigantescas e detalhadas são criadas para justificar os sintomas do paciente, demandando inclusive a cumplicidade do médico para dar mais credibilidade às histórias esdrúxulas. O final, quase sempre, é bastante triste.

O paciente tem o direito de saber o que se passa, mas mais que isso: ele sente isso em si mesmo. A justificativa de "não contar nada porque ele vai se entregar" gera distanciamento e a sensação, por parte do paciente, de que estão lhe escondendo algo. Muitas vezes, ele imagina que tem uma doença bem mais grave do que de fato tem. Certa vez, depois de várias reuniões com a família para convencê-la de que seria mais honesto contar o diagnóstico de câncer metastático para uma senhora, ouvimos dela, visivelmente aliviada: "Graças a Deus, doutora, ainda bem que é só câncer. Achei que eu estava com aids, eu não ia suportar a humilhação..." Pois é... Cada um vê as próprias tragédias com olhos muito peculiares.

Outra questão que se impõe é a família que exige do médico atitudes que são contrárias aos desejos do paciente. Não é raro ouvir de familiares a ordem para intubar e reanimar um paciente que já deixou claro seu desejo de não ser submetido a isso. Nesses casos, nenhuma estratégia é tão eficaz quanto a comunicação preventiva. Quem trata de doenças graves tem de prever que, em algum momento, a família tomará as decisões. Portanto, os familiares devem participar do processo o mais precocemente e intensamente possível. Ignorá-los, acredite, vai triplicar seu trabalho mais tarde.

19. A medicina como relação comercial

ATÉ MESMO UM objeto ou bens não passíveis de venda ou comercialização, como a vida e a saúde, podem ser enquadrados em uma relação de consumo se vistos como um contrato de prestação de serviços, em que uma parte, mediante recomendação, se compromete a executar ou orientar procedimentos na manutenção ou restauração da saúde de outrem.

A importância de comparar a atividade de prestação de serviço médico com as definições legais de consumidor, fornecedor e serviço, consubstanciadas pelo Código de Defesa do Consumidor, reside em propiciar que a figura do paciente se aproxime da do consumidor. Responsabiliza-se civilmente o médico por um tratamento administrado inadequadamente e que, por consequência, traga danos ao paciente.

A medicina é profissão de meio, cujo fim depende da orientação adequada do paciente, cuja responsabilidade é compartilhada com o médico. O resultado depende mutuamente da boa orientação do paciente pelo médico e do comprometimento em seguir as orientações dadas pelo profissional.

No Brasil, a maioria das obrigações contratuais implícitas na atividade dos profissionais liberais é considerada de meio. Ou seja, o resultado esperado pelo consumidor (paciente) não é necessariamente alcançado, embora deva ser buscado. A obrigação de meio limita-se a um dever de desempenho, isto é, nela é suficiente que o profissional atue com diligência e técnica necessárias, buscando a obtenção de determinado fim, mas sem se obrigar à efetivação do resultado.

A doutrina jurídica e a jurisprudência têm ressaltado, de forma bastante sólida, que o médico não assume com o paciente a obrigação de resultado, mas sim de meio, mesmo porque não poderá garantir sua cura. Cabe exceção a procedimentos estéticos, como a cirurgia plástica estética e a cosmiatria, em que o compromisso está no resultado.

O médico que indica tratamento para determinada doença não pode garantir a cura do paciente, como um advogado que patrocina uma causa não tem o dever de entregar resultado favorável ao cliente. Nessas hipóteses, caso o consumidor não fique satisfeito com o serviço prestado, cabe a ele comprovar que houve culpa do profissional. Por essa razão, as chances de obter uma reparação por eventuais danos causados por negligência, imperícia ou imprudência do prestador de serviços são menores.

Em se tratando de indenização por ato ilícito decorrente de erro médico, deve ser ressaltado que a responsabilidade civil do médico é subjetiva. Assim, para a sua configuração, é imprescindível a comprovação do nexo causal entre o ato lesivo e a culpa em qualquer de suas modalidades.

20. "Oops"

HÁ DECISÕES EM que não há um erro formal, não se pode apontar um desvio de conduta nem encontrar um caminho que seguramente fosse melhor. Mesmo assim, temos de lidar com a incerteza do trabalho médico e entender que tudo é uma probabilidade.

A medicina é uma profissão na qual inevitavelmente se trabalha com um grau de incerteza. Diziam os antigos clínicos franceses: "Dans la médécine, comme dans l'amour, ni jamais ni toujours" (Na medicina, como no amor, nem nunca nem sempre). Invariavelmente um dia teremos de lidar com o sucesso imprevisto, e isso é ótimo! Mas também teremos de lidar com a catástrofe inesperada.

Foi assim, "catastrófico", quando o pai de um colega cirurgião vascular precisou dos cuidados de um oncologista e procurou um colega da faculdade, em quem tinha total confiança. O paciente era um senhor de 85 anos de idade, que praticou caratê a vida toda, sem nenhuma comorbidade exceto alguns problemas articulares, sobretudo no joelho direito, o que causava uma atrofia muscular desse membro. Vinte anos antes ele tinha sido operado por um tumor de pulmão, sem nenhum tratamento adjuvante, e passou bem, sem nenhum problema grave de saúde até então, quando teve um quadro de enterorragia. Foram diagnosticadas duas lesões tumorais sincrônicas, sendo uma em cólon transverso e outra no sigmoide. Ele foi submetido à ressecção cirúrgica, sem intercorrências e, em função da idade, ficou sem tratamento adjuvante, apesar de se tratar de uma doença avançada (estádio III).

Poucos meses depois, uma tomografia revelou múltiplos nódulos pulmonares bilaterais, irressecáveis, o que dava à doença o *status* de "incurável". Apesar da idade, a expectativa de vida foi estimada em mais de cinco anos, dados o porte físico do paciente e a ausência de comorbidades. Foi então decidido iniciar quimioterapia paliativa, com um esquema normalmente bem tolerado.

Pois bem, o paciente morreu durante a infusão da primeira dose de quimioterapia. Arritmia? Acidente vascular cerebral? Infarto agudo do miocárdio? Nunca saberemos ao certo. A única certeza é a de que, se pudéssemos prever o fato, não teríamos realizado o tratamento. Talvez o desfecho tivesse sido o mesmo, já que não se pode estabelecer uma correção causal clara com a administração da quimioterapia. Ou talvez o paciente estivesse vivo, convivendo bem com seus nódulos pulmonares até hoje. O fato é que, em medicina, é possível acertar errando e, mais possível ainda, errar tentando acertar. Quando isso acontece, só nos resta dizer "Oops!", lidar com a enorme sensação de desconsolo e guardar a experiência para a próxima vez.

"Erar é umano"

Os ERROS DO MÉDICO, sabemos, são inerentes à sua condição de humano. Como tal, podem decorrer de vários fatores: desatenção, desinformação, cansaço, arrogância, azar. O mais difícil não é não errar, e sim estar preparado para lidar com o erro.

Certa vez um renomado professor da ginecologia, durante uma de suas temidas visitas à beira do leito, deu uma grande lição sobre o assunto. Suas visitas eram esperadas por todos com grande ansiedade, pois ele era extremamente rigoroso e não perdoava a falta de informações. Os alunos se preparavam com antecedência, os residentes desmarcavam as cirurgias e a enfermagem ficava a postos para qualquer solicitação feita durante a visita. Eis que ele resolve examinar uma paciente que seria operada por um mioma uterino e descreve um nódulo na mama direita, pétreo, de 3 centímetros, obviamente neoplásico. O residente responsável, desesperado, não tinha percebido o nódulo! O constrangimento foi enorme, a tensão no ar era palpável, até que a paciente interrompeu o clima: "Não, doutor, esse aí é meu marca-passo". Após um minuto em que seu fôlego sumiu, o professor sorriu e disse: "E essa foi a maior lição da visita de hoje: nenhuma doença ou achado de exame físico engana mais um médico que sua própria arrogância".

É quase certo que a maioria de nós vá passar por algum processo disciplinar ao longo da vida profissional. Não que sejamos condenados: ao examinarmos os diversos casos de alegado erro médico, vemos que a maioria deles decorre de incompreensões e falhas na comunicação.

Uma solicitação de processo contra um hospital da cidade de São Paulo, feita ao Conselho Regional de Medicina, a respeito de uma senhora de 85 anos que veio a falecer após internação hospitalar, trazia como justificativa: "Ela entrou viva no hospital"!

Lidar com emoções supremas, interagir com esperanças, fé, lutos e negações: não é fácil ser médico! O que vemos é uma exigência social que demanda uma medicina exercida por deuses, e não por humanos, e uma política que usa uma classe social inteira como bode expiatório para desviar de outros focos.

Aspectos jurídicos do exercício da profissão

Processos culposos

É comum ouvirmos falar em negligência, imprudência e imperícia em casos de erro médico, acidentes de trânsito, acidentes com armas de fogo, entre outros tantos. Esses três termos podem ser classificados como modalidades de culpa, previstas no Código Penal Brasileiro e no Capítulo III – "Responsabilidade profissional" – do Código de Ética Médica, que diz: "É vedado ao médico: Art. 1º Causar dano ao paciente, por ação ou omissão, caracterizável como imperícia, imprudência ou negligência".

Imperícia

Para que seja configurada a imperícia, é necessário constatar inaptidão, ignorância, falta de qualificação técnica, teórica ou prática, ou ausência de conhecimentos elementares e básicos da profissão. Um médico sem habilitação em cirurgia plástica que realize uma operação e cause deformidade em alguém pode ser acusado de imperícia. Infelizmente, pela falta de fiscalização adequada, impunidade e morosidade da justiça, no Brasil é comum ouvirmos relatos de resultados catastróficos decorrentes da falta de habilitação médica adequada para determinado procedimento. Em boa parte dos casos, o médico se submeteu a estágios não reconhecidos formalmente, às vezes sem validade no país, e a partir daí passou a intitular a si mesmo especialista.

Em tese, qualquer médico pode exercer qualquer procedimento em medicina. Um pediatra pode realizar um parto, um clínico pode operar um apêndice, e por aí vai. A questão é se ele tem treinamento suficiente para isso. Se tudo der certo, ninguém ficará sabendo. Se uma tragédia acontecer, ele pode dar adeus à sua carreira.

Nada nos protege mais contra processos de imperícia do que a autocrítica rigorosa. Não podemos realizar procedimentos para os quais não nos sentimos confortáveis, motivados apenas por razões financeiras. Razões como "Ela não tinha dinheiro para pagar um profissional mais habilitado" ou "Mas era só uma cirurgia pequena, nunca pensei que ia complicar assim" não convencerão nenhum juiz (e, convenhamos, não convencem nem a mãe do próprio médico). Uma pergunta simples pode nos salvar desse calvário: "Se essa paciente fosse minha mãe, eu faria o procedimento?" Se a resposta for "não" ou "não sei", seu caso termina aqui.

Imprudência

A imprudência, por sua vez, pressupõe uma ação precipitada e sem cautela. A pessoa não deixa de fazer algo, não é uma conduta omissiva como a negligência. Na imprudência, ela age, mas toma uma atitude diversa da esperada. É para evitar atitudes desesperadas e sem embasamento que existem hoje tantas diretrizes de conduta. É obrigação do médico conhecer todas as implicações de seus atos, mesmo as que foram descritas há apenas poucos dias. É parte do seu trabalho. Às vezes, a imprudência pode se manifestar em atos simples, como prescrever um medicamento sem perguntar o histórico de alergias do paciente. Se o paciente evoluir para choque anafilático e morrer, ninguém vai querer ouvir que era dele a obrigação de informar ao médico sobre sua alergia. E mais: sempre haverá uma anotação no prontuário em que alguém descreveu um quadro alérgico do paciente, ao mesmo medicamento, há dez anos. Azar o seu, que foi imprudente e não perguntou.

Outra coisa importante é registrar. Os médicos têm o péssimo hábito de não registrar o que fazem. Não há melhor amigo do médico, num processo judicial, do que sua caneta, seguida do seu carimbo. Descrever seu raciocínio e o motivo pelo qual resolveu tomar determinada atitude, mesmo que o ato tenha levado à morte do paciente, pode ser a única defesa do médico. Suas anotações podem explicitar a diferença entre ter sido imprudente e ter cometido um erro possível.

E, claro, não só na medicina como na vida, pensar bem antes de agir é sempre uma boa estratégia.

Negligência

Na negligência, alguém deixa de tomar uma atitude ou de apresentar conduta que era esperada para a situação. Age com descuido, indiferença ou desatenção, não tomando as devidas precauções. Essa talvez seja a forma de erro médico mais cruel. Ela implica o desprezo do médico pela condição do paciente e pela importância do próprio trabalho. Ninguém perdoa um médico negligente (talvez nem ele mesmo).

Certa vez um colega recebeu uma paciente que fazia acompanhamento com ele havia alguns anos devido a um câncer de mama já tratado. Ela se queixou de uma dor no peito que não melhorava e vinha piorando quando se esforçava. Ele atribuiu o quadro à ansiedade, mas pediu um eletrocardiograma para descartar uma angina. Ela fez o exame e levou o traçado (sem laudo) de volta ao consultório do colega, que a essa hora já estava com pressa para ir para casa e, sem muita paciência, mandou a secretária dispensar a paciente para que voltasse no dia seguinte. Naquela noite ela piorou muito, sendo levada ao pronto-socorro, onde faleceu, com um infarto fulminante. O eletrocardiograma feito mais cedo já mostrava claramente os sinais de infarto extenso, cujo diagnóstico em tempo hábil talvez pudesse ter salvado a vida da paciente. Bem difícil justificar uma situação como essa para um filho enlutado.

A única defesa realmente eficaz contra a negligência é sua prevenção. Agir com diligência, no caso da medicina, não é uma opção: é nossa obrigação. Mesmo cansados. Mesmo irritados. Mesmo atrasados para um compromisso. Na medicina, deixar de agir pode ser tão mortal quanto agir errado.

O melhor do juízo

O Código de Ética Médica diz, em seus princípios fundamentais: "II – O alvo de toda a atenção do médico é a saúde do ser humano, em benefício da qual deverá agir com o máximo de zelo e o melhor de sua capacidade profissional. [...] V – Compete ao médico aprimorar continuamente seus conhecimentos e usar o melhor do progresso científico em benefício do paciente".

O Código de Ética é bastante claro, mas a vida não o segue à risca. E se o que você entender como "benefício" acabar lesando seu paciente? Se o melhor da sua capacidade profissional for totalmente insuficiente? Se você não conseguir o tempo e os recursos necessários para se atualizar? Se o melhor do progresso científico simplesmente não estiver ao seu alcance?

Falha minha/falha da medicina

Na prática médica diária vamos "curar algumas vezes, aliviar quase sempre, consolar sempre". Esse aforismo define o compromisso do médico para com os doentes e foi consagrado como divisa da própria medicina. Poderia talvez ter sido inspirado na medicina hipocrática, mas não é encontrado nos livros que integram o *Corpus Hippocraticum*.

Os médicos são formados, até hoje, para lutar contra a morte e oferecer à sociedade a solução para seus desejos mais primitivos, que a acompanham desde tempos imemoriais: o "elixir da longa vida". Desejosos de obter a pedra filosofal com o poder de transformar tudo em ouro (o que não é da alçada médica) e o elixir da longa vida, a sociedade busca soluções e se dispõe a pagar por elas. Não se iluda. Só é lançado um novo modelo de celular (custando alguns milhares de reais) porque há pessoas dispostas a pagar por ele. Só são lançados modelos luxuosos de carro porque há pessoas que os compram. Da mesma forma, só surgem novos exames, caros e sofisticados, e novos tratamentos, com preços estratosféricos, porque o desejo de lutar incansavelmente contra a doença e a morte faz que as pessoas desejem esses procedimentos.

Mas, como disse um poeta grego, se não estamos enganados: "Não importa quantas montanhas subas, de seus cumes verá outras maiores ainda. E se na mais alta subires, ao contemplar todas as outras, compreenderás que ela ainda está sob todo o céu". A pertinência disso é fazer um paralelo com a ciência médica e mostrar que não importa quanto progresso façamos, ainda seremos mortais.

Até se aventou a ideia, descobertos os mecanismos da apoptose, de que esta poderia ser inibida e assim impediríamos o envelhecimento. No entanto, é exatamente a apoptose que nos protege do desenvolvimento de neoplasias malignas. A capacidade de contornar a apoptose e se imortalizar é um dos pilares fundamentais do desenvolvimento neoplásico.

Deslumbrar-se com a tecnologia médica disponível leva a tratamentos despropositados, fúteis, a um prolongamento da vida sem qualidade, ao adiamento da morte – num processo que denominamos "distanásia" (morrer com sofrimento). Por outro lado, aceitar a morte no seu tempo certo (ortotanásia) carrega em si a necessidade de aceitar a falibilidade da medicina.

Quando um paciente falece, mesmo sem erro médico nenhum, o primeiro questionamento é "onde errei?" Tristeza e frustração são normais nessa situação; temos de aprender a distinguir o que é uma falha pessoal (involuntária) e que pode ser sanada com mais aprendizado e experiência de uma lacuna no conhecimento médico ou de uma ocorrência do acaso. Não há certezas, e, como diz a "lei de Murphy", se algo muito improvável pode acontecer, vai acontecer.

Mas como já foi dito em outra parte deste livro, é preciso ter humildade e honestidade. É nas reuniões de comunicação de óbito que mais aprendemos. Um "erro" ensina mais do que mil acertos (o que não o justifica, diga-se de passagem).

21. Internet e mídias sociais

AS MUDANÇAS TECNOLÓGICAS são inevitáveis e irreversíveis. Não nos resta outra opção a não ser nos adaptar a elas e tirar proveito do que elas oferecem de melhor. Hoje os pacientes nos seguem no Facebook e no Twitter. Tiram dúvidas rápidas, passam as informações que solicitamos. Esse contato, desde que bem utilizado, é um bom diferencial profissional e dá ao paciente segurança e conforto. É só tomar cuidado para não transformar o atendimento médico numa consulta virtual.

É comum que pacientes nos procurem nas redes sociais para tirar dúvidas, pedir receitas e até mostrar fotos de alguma parte do corpo para darmos nossa opinião. A facilidade de ter acesso ao médico dessa forma é tentadora, assim como o é para o médico orientar rapidamente o paciente com algumas poucas palavras (às vezes abreviadas e com gírias "internáuticas"), evitando ser obrigado a encaixá-lo no meio das consultas do dia seguinte, já abarrotado de serviço. Mas, acredite, resistir a esse tipo de facilidade é extremamente saudável para a qualidade da sua medicina. As queixas da mãe, descritas pelo filho numa mensagem das redes sociais, não chegam nem perto das informações que você obteria avaliando-a pessoalmente. E, se a informação é incorreta ou insuficiente, a probabilidade de erro projeta-se ao infinito.

Diversas vezes já vimos pacientes chegarem desesperados, achando que estão infartando, quando se trata apenas de um espasmo de esôfago (ou de uma baita crise de ansiedade após o almoço de domingo). Inúmeras vezes constatamos, estupefatos, a perna enegrecida, gelada e sem pulso de um idoso, que vinha evoluindo assim há dias, mas a esposa achou que eram só "varizes". Os pacientes e familiares não são médicos. Você é. Não minimize o valor de seus anos de estudo delegando a eles a responsabilidade de investigar sintomas, examinar e medicar suas doenças. Sugira elegantemente que o paciente compareça ao consultório para que você possa avaliá-lo, ou que vá ao pronto-socorro mais próximo. Seu CRM não tem preço.

Outra questão é o momento. As redes sociais são projetadas para a alegria infinita de seus usuários. Todos por ali são perfeitos, têm uma vida maravilhosa e são espiritualmente elevados. O clima é esse. O médico, enquanto está navegando por seu perfil nas redes sociais, logo se contamina com esse clima, e pode acabar negligenciando um problema mais grave. A banalização de coisas sérias é comum nesse ambiente. Mesmo em páginas restritas a médicos, assistimos espantados a grandes discussões de casos, às vezes até com fotografias ilustrativas, nos quais vários colegas se sentem à vontade para palpitar sem ter acesso a dados básicos (como sexo e idade do paciente).

Recentemente, numa dessas páginas, foi postada a foto de uma lesão cutânea extensa com a pergunta do colega: "Alguém sabe o que é isso?" Simples assim. Não era possível nem mesmo identificar a parte do corpo acometida, não havia história clínica nenhuma, tempo de evolução, sintomas associados, tratamentos já realizados, nada. A atitude do colega que postou a foto já era de espantar, considerando que a avaliação dermatológica é infinitamente mais complexa que uma simples olhada numa foto. Mas mais espantosos ainda foram os comentários de outros colegas, numa avalanche de opiniões que iam desde escabiose até erisipela bolhosa necrosada (sugerindo inclusive vancomicina endovenosa e internação em UTI). No dia em que exercer medicina for tão simples a ponto de bastar uma foto no Facebook para tratar o paciente, estaremos com nossos dias contados.

Exposição nas mídias sociais

AO PREPARARMOS ESTE LIVRO deparamos com um texto curto, mas muito interessante. Ao questionarmos o autor sobre o local de publicação, para fazermos a referência adequada à citação, fomos informados de que o texto não era do alegado autor, que já havia, inclusive, feito uma representação junto do Conselho Federal de Medicina. Isso nos fez pensar sobre quanto é fácil, hoje em dia, colocar citações nas redes sociais sem que sua autenticidade possa ser verificada. Perfis falsos, comentários depreciativos, fotos constrangedoras e até ações criminosas podem ser encontrados com um simples clique.

É claro que qualquer pessoa que participe de redes sociais corre riscos relacionados à própria exposição, mas para um médico esses riscos podem permear a profissão de forma catastrófica. Como o nome já declara, as redes são "sociais", e não profissionais. Mas para o paciente (e sua família), o médico não é uma pessoa qualquer. Em geral, é aquele ser com inteligência privilegiada, ético, responsável e sensato, alguém confiável ao extremo. Se assim não fosse, não lhe confiariam a própria saúde. Olhando por esse prisma, fica fácil entender a decepção de um paciente que vê fotos do seu médico com os olhos semicerrados, nitidamente bêbado, postadas às duas da manhã numa balada. Na próxima consulta, ficará difícil manter a credibilidade.

O mesmo vale para as postagens que o médico curtiu, os comentários que ele fez, as comunidades das quais ele faz parte. Um simples *emoticon* na hora errada pode abalar a imagem que as pessoas têm dele. A credibilidade é algo valioso a ser preservado pelo médico, faz parte do seu sucesso profissional. É o tipo de coisa que denigre a imagem a ponto de prejudicar gravemente a carreira (quando não acaba com ela de vez). São inúmeros os casos. A colega que perdeu boa parte da clientela do seu consultório depois de postar de uma foto em que ela aparecia com um biquíni minúsculo e cercada de garrafas de cerveja (a foto viralizou entre seus pacientes). O recém-formado que se deixou fotografar com um receituário em que fazia comentários depreciativos a respeito da ignorância de um paciente (e foi parar no Jornal Nacional). O outro colega que postou comentários racistas contra uma apresentadora de TV e foi duramente apedrejado no mundo virtual, inclusive por pacientes. E nem precisa se tratar de situações de tanta repercussão. Às vezes uma simples resposta atravessada a um paciente inconveniente já basta.

Não, a intenção aqui não é pregar uma vida de sacerdócio para os médicos, longe disso. Eles têm tanto direito de se divertir, tomar decisões e se posicionar quanto qualquer outra pessoa. Mas é preciso compreender que a imagem faz parte dos atributos de um médico bem-sucedido, e seus atos podem desgastá-la a ponto de prejudicar seu desempenho profissional. Hoje em dia é quase rotina o paciente procurar seu médico nas redes sociais antes mesmo de agendar sua primeira consulta. Já houve casos em que o paciente desistiu do agendamento ao deparar com um comentário infeliz do médico a respeito do seu time de futebol.

Na dúvida quanto à competência, o paciente preferiu procurar outro profissional. Mesmo quando há o cuidado de bloquear o acesso público ao seu perfil, os riscos existem.

Outro cuidado que vale a pena ser ressaltado é a postagem de fotos de pacientes, procedimentos médicos etc. Mesmo em grupos fechados destinados a médicos, a exposição desse tipo de coisa pode ser considerada antiética e até criminosa. E, venhamos e convenhamos: é uma prática totalmente desnecessária. Um colega contou há alguns dias que recebeu um telefonema de um amigo preocupado porque ele teria postado numa rede social uma filmagem na qual realizava a coleta da medula óssea de um paciente. O vídeo mostrava todo o procedimento, inclusive com a voz do colega explicando cada passo. O mais surpreendente, nesse caso, é que a filmagem tinha sido feita por um familiar do paciente, sem que o colega médico visse. Em poucas horas o vídeo já tinha sido visualizado e compartilhado à vontade. Por sorte, nenhum comentário questionável tinha sido feito durante o exame, e o colega logo entrou em contato com o paciente solicitando a exclusão do vídeo. Mas e se não fosse assim? E se tivesse ocorrido um acidente, um erro ou qualquer fato que pudesse ser mal interpretado fora do contexto? O colega poderia ter ido parar nas manchetes dos jornais.

Quando o assunto é exposição pública, não adianta reclamar: você é o principal responsável pela sua imagem e credibilidade. Cabe ao médico zelar pela própria privacidade e não se expor desnecessariamente. Cabe a ele compreender que sua profissão exige a adoção de alguns comportamentos, entre eles a discrição. Simples assim.

A velocidade da informação

O CONHECIMENTO COSTUMAVA SER passado verbalmente de pessoa para pessoa, de geração para geração. Com o desenvolvimento do comércio, os registros passaram a ser necessários e a escrita teve um rápido e amplo desenvolvimento, seguido de um enriquecimento da linguagem. Até o século passado, esperava-se que as pessoas detivessem o conhecimento na memória. Decorávamos listas, fórmulas, conceitos e toda sorte de produtos do "saber". Os mais sábios eram os que detinham mais conhecimento geral (enciclopédico) ou em profundidade (especialistas).

O problema é que, com a imprensa e os computadores, as mídias eletrônicas e o armazenamento em nuvem, o volume de informações cresceu consideravelmente. À época da edição deste livro, uma busca no Google Scholar (https://scholar.google.com.br) sobre o sistema nervoso do polvo ("Octopus Nervous System") resultou em 22.300 páginas. Quando você for verificar esse número, ele já deverá estar bem maior. Na rede geral da web, o Google mostra mais de dez vezes mais (cerca de 238 mil).

Esse volume de informações é gigantesco para qualquer área do saber. Se você resolver fazer uma revisão bibliográfica sobre um tumor raro, como o cordoma, e fizer uma busca sem nenhum filtro, encontrará aproximadamente 1.520 resultados no Google Scholar.

Agora, com imensos bancos de dados disponíveis, já se fala em duas novas áreas de relacionamento com a informática: o *big data* e o *data mining*. Ou seja, não mais uma informação por amostragem, mas a análise de toda uma população, e não mais inferências estatísticas, mas a busca de fatos concretos e exatos. Esse volume de informação não é mais memorizável, e nem precisa ser, já que o acesso à internet e ao armazenamento em nuvem se faz de qualquer *smartphone*. Estamos literalmente envoltos pelos dados e, hoje, a pessoa mais "inteligente", mais "culta" não é a que detém a informação, e sim a que consegue recuperá-la e interpretá-la da forma mais completa e rápida.

O volume de informações fragmentou ainda mais a medicina. Quando éramos crianças, a especialidade era "olhos, ouvidos, nariz e garganta". Hoje temos otorrinos, cirurgiões de cabeça e pescoço e bucomaxilofaciais, e a oftalmologia, que já está se subdividindo em córnea, refração e retina; os ortopedistas hoje se restringem à mão, à coluna ou aos pés; até mesmo radiologistas agora têm de escolher entre os diversos métodos de imagem.

Não tem jeito. É inevitável e irreversível. Jogaremos fora os livros para buscar a informação on-line. Ainda escreveremos e leremos artigos científicos, mas o acesso será virtual, e não mais no papel. Quem já passou horas na biblioteca consultando os imensos livros do Medline® vai precisar se acostumar com o PubMed® e com os sistemas de busca cada vez mais eficientes. Mais do que consultar as listas dos Medical Subject Headings (MeSH) para encontrar os termos corretos de busca, precisaremos aprender estratégias de filtragem e critérios precisos de valoração da informação obtida.

Provavelmente muito do que você aprendeu já está obsoleto. Não fazemos mais colecistograma oral, linfografia bipodálica, pneumoencefalografia etc. Também não há mais nenhuma indicação para a vagotomia suprasseletiva para o tratamento da doença dispéptica. Muitos outros tratamentos, que eram o "padrão ouro", estão totalmente ultrapassados.

Não vai dar para ficar parado. A aquisição de novos conhecimentos, ou melhor, o aprendizado das estratégias de busca de novos conhecimentos, terá de ser rapidamente aperfeiçoado. O diagnóstico hoje está se tornando molecular, com análise de mutações de nucleotídeos únicos e de alterações proteicas pós-translacionais. Essas alterações serão confrontadas com volumosos bancos de dados (*big data*) e diagnóstico, prognóstico e tratamentos serão estabelecidos da forma mais personalizada possível.

Alguns dirão que isso é um sonho distante. Mas será que eles já viram as reconstruções tridimensionais e dinâmicas geradas mediante tomografia computadorizada ou ressonância magnética que são disponibilizadas on-line, sem gastar uma única folha de filme radiológico? Não é ficção científica: o que era imaginação já está entrando por nossas portas.

Divulgação científica na imprensa leiga

A SAÚDE SEMPRE FOI uma boa pauta para todas as mídias. Há um lado bom nisso, porque a penetração que alguns desses meios de divulgação têm é imensa. Eles são capazes de transmitir informação de qualidade e orientações adequadas que podem ajudar, e muito, na desmistificação de doenças e em programas de rastreamento para diversas patologias, inclusive hipertensão arterial, diabetes e alguns tipos de câncer.

É muito saudável que a imprensa seja livre, sem censura, mas esse "excesso" de liberdade tem um custo. Não há uma filtragem da qualidade da informação. Exemplo disso foram os acontecimentos do final de 2015 envolvendo a fosfoetanolamina. Algo totalmente desproposita, conduzido por um bioquímico paranoico e divulgado por um jornalista inescrupuloso. O resultado foram hordas de pacientes e familiares desesperados, que invadiam os consultórios dos oncologistas "exigindo" uma receita para obter a medicação, acusando os médicos de gananciosos e "vendidos para a indústria". Sem falar na enormidade de trabalho aos juízes e promotores diante dos infinitos processos judiciais, e a situação caótica em que a USP de São Carlos se viu. Informação mal divulgada pode ser trágica.

O problema do acesso popular é a avaliação das informações não só quanto ao seu grau de veracidade, mas também ao de relevância ao seu caso. Buscas com termos inadequados ou imprecisos geram resultados igualmente despropositados. Você busca "dor de cabeça" e encontra meningite e tumor cerebral. Busca "virose" e encontra HIV. E o caos se instala num piscar de olhos.

O acesso livre à informação reduz sobremaneira o trabalho do médico, mas é preciso orientar o paciente e seus familiares sobre que tipo de informação buscar e onde. Precisamos dar a "lição de casa" para que a informação obtida seja a mais adequada possível. Orientá-los quanto a sites confiáveis e boas fontes de informação é uma ótima estratégia.

22. O que teríamos feito diferente

AO LER E reler as páginas desse livro, durante o processo de redação dos textos, muitas vezes deparamos com fatos, informações e percepções que poderiam ter modificado nossas decisões durante a vida. Em nenhum momento tivemos a intenção de publicar um mapa para o exercício perfeito da medicina, ao contrário. Vimos em nossos erros e acertos a oportunidade de trocar experiências e crescer com elas. Da troca veio a percepção das coisas que poderiam ter facilitado nossa vivência profissional, e seria um desperdício não compartilhá-las aqui. Que fique claro que as colocações listadas a seguir são de cunho absolutamente pessoal e, portanto, não devem ser interpretadas como um guia prático. Foram escritas para ser degustadas, criticadas, ruminadas e, se for o caso, totalmente descartadas.

1. Teríamos feito algum curso ou pós-graduação na área administrativa/financeira. Os médicos trabalham muito e tendem a deixar as finanças em segundo plano, tornando-se presas fáceis para contadores desonestos, sócios inescrupulosos, funcionários ambiciosos, entre outros. Conhecer (mesmo que rudimentarmente) os princípios básicos da administração (questões trabalhistas, recursos humanos, contabilidade, imposto de renda, taxas, investimentos etc.) pode ser de grande valia para a saúde financeira do médico. Infelizmente,

o mais comum é aprendermos esse tipo de coisa dando cabeçadas e perdendo um dinheiro suado.

2. Teríamos nos apressado bem menos em escolher o local/serviço/cidade para fincar as raízes profissionais. Recém-formados, ainda somos jovens demais para compreender que tipo de valores vamos querer incorporar em nossa vida. Não temos ideia de como realmente gostamos de viver. Fincar raízes definitivas logo no início da carreira pode cercear suas possibilidades e limitar seu futuro. Uma forma bem interessante de adiar o "enraizamento" é buscar estágios e programas de pós-graduação no exterior, por exemplo. Além de essa estratégia permitir seu amadurecimento, ela soma experiência e pode ampliar o mercado de trabalho para você.

3. Tomaríamos um grande cuidado com as questões relacionadas à "qualidade de vida". No início da carreira, é comum acharmos que qualidade de vida está diretamente associada a uma casa imensa e finamente decorada, excelentes carros na garagem, viagens internacionais e vida glamorosa. É a imagem do médico bem-sucedido na imaginação popular. Pode ser verdade para algumas pessoas que realmente valorizam isso. Mas a adoção desse estilo de vida custa caro e pode gerar um círculo vicioso no qual o médico acaba trabalhando cada vez mais para manter seu padrão de vida, e consequentemente tem cada vez menos tempo – e saúde – para vivê-la com qualidade.

4. Daríamos mais atenção (muito mais, na verdade) aos parceiros de trabalho, incluindo médicos, enfermeiros, secretários e quaisquer outros profissionais que façam parte da atividade profissional diária. Cercar-se de pessoas que não compar-

tilham dos mesmos valores que você pode ser aceitável em curto prazo, mas se torna catastrófico no decorrer dos anos. Ressaltando: as pessoas não precisam concordar com suas ideias, mas suas prioridades e seus objetivos, bem como os valores em que elas se baseiam para alcançá-los, devem ser compatíveis com os seus. Nossa vida é muito valiosa para despendermos tempo cercados de relacionamentos profissionais infelizes.

5   Definiríamos, desde bem mais cedo, um tempo específico para atividades não relacionadas à medicina. Poderia ser um esporte, uma arte, um *happy hour* regular com amigos, qualquer coisa que servisse como válvula de escape para as tensões diárias. Isso incluiria férias periódicas. Mas com uma ressalva: esse tempo seria sagrado. É muito fácil para o médico arrumar desculpas para não comparecer a compromissos, qualquer pessoa compreende sua ausência. Mais fácil ainda é adiar as férias. Mas sabotar o próprio lazer é um erro que pode custar sua saúde.

23. Por fim, mas não por último

Nossa mais importante lição é a de que, por melhores médicos que sejamos, por mais recursos que tenhamos à nossa disposição, as pessoas continuarão morrendo. Elas continuarão ficando doentes, e sempre aparecerá uma nova doença incurável com a qual deveremos lidar.

Precisamos estar sempre conscientes de que existe uma imensa diferença entre doença e sofrimento. A doença é sempre igual. Ela tem suas causas, seus sintomas, sua evolução natural e suas possíveis respostas ao tratamento disponível. Ela está nos livros, na internet, em qualquer lugar, sempre descrita da mesma maneira. O sofrimento, por sua vez, vem do impacto que a doença causa na pessoa doente. Essa pessoa é única, tem sua história, vivências e sentimentos únicos.

Ao cerrar dos olhos, não importa a nossa prática, segmentada em múltiplas especialidades, mas o que de fato podemos fazer integralmente por aquele que deposita seu corpo em nossas mãos ou, mais do que isso, por alguém que compartilha conosco sua história de vida.

Um dia pode ser que estejamos do outro lado. Talvez o corpo doente na cama seja o nosso, talvez sejam dos nossos filhos as mãos apertando as nossas. Pode ser que estejamos assustados, com medo, apavorados e incapazes de partir em paz. Tão frágeis que não consigamos relembrar de tudo isso que compreendemos agora com tanta lucidez. Se isso acontecer, certamente vamos querer ter ao nosso lado um médico que nos ajude a reencontrar nosso valor e a salvar nossa vida. Mesmo que morramos no final.

Referências

BALDASSIN, S. P.; MARTINS, L. C.; ANDRADE, A. G. de. "Traços de ansiedade entre estudantes de medicina". *Arquivos Médicos do ABC*, v. 31, n. 1, 2006, p. 27-31.

BLASCO, P. G. *Humanizando a medicina – Uma metodologia com o cinema*. São Paulo: Centro Universitário São Camilo, 2011.

BONDER, N. *A alma imoral*. Rio de Janeiro: Rocco, 1998.

CAPONERO, R.; BIFULCO, V. A. *Cuidados paliativos: conversas sobre a vida e a morte na saúde*. São Paulo: Manole, 2015.

CARVALHO FILHO, M. A. "Ensinar empatia é possível?" *Ser Médico*, v. 72, jul.-set. 2015, p. 34-37.

CHIARI GONÇALVES, E. "A atividade médica e o Código de Defesa do Consumidor". *Âmbito Jurídico*, v. IX, n. 31, Rio Grande, jul. 2006. Disponível em: <http://www.ambito-juridico.com.br/site/index.php?n_link=revista_artigos_leitura&artigo_id=3229>. Acesso em: set. 2015.

CONSELHO FEDERAL DE MEDICINA. "O Brasil tem 180 mil médicos sem residência médica". Portal do CFM, 25 abr. 2013. Disponível em: <http://portal.cfm.org.br/index.php?option=com_content&view=article&id=23588:rasil-tem-180-mil-medicos-sem-titulo-de-especialista&catid=3>. Acesso em: set. 2015.

CONSELHO REGIONAL DE MEDICINA DO ESTADO DE SÃO PAULO. "Juramento de Hipócrates". Disponível em: <https://www.cremesp.org.br/?siteAcao=Historia&esc=3>. Acesso em: 23 mar. 2018.

CORADAZZI, A. L. *No final do corredor*. São Paulo: Manole, 2015.

FRANKL, V. *Em busca de sentido*. 39. ed. Petrópolis: Vozes, 2017.

FUGULIN, F. M. T; GAIDZINSKI, R. R.; KURCGANT, P. "Sistema de classificação de pacientes: identificação do perfil assistencial dos pacientes das unidades de internação do HU-USP". *Revista Latino-Americana de Enfermagem*, v. 13, n. 1, 2005, p. 72-78.

LEE, F. *Se Disney administrasse seu hospital – 9 1/2 coisas que você mudaria*. Porto Alegre: Bookman/Artmed, 2008.

MARTINS, L. A. N. *Residência médica: estresse e crescimento*. São Paulo: Casa do Psicólogo, 2005.

MILLAN, L. R. *Vocação médica: um estudo de gênero*. São Paulo: Casa do Psicólogo, 2005.

REZENDE, J. M. *À sombra do plátano: crônicas de história da medicina*. São Paulo: Ed. da Unifesp, 2009. Disponível em: <http://books.scielo.org/id/8kf92/pdf/rezende-9788561673635-06.pdf>. Acesso em: set. 2015.

ROKITANSKY, K. (1876). "Ao cadáver, respeito e agradecimento". Disponível em: <associados.sbanatomia.org.br>. Acesso em: 27 set. 2015.

RUIZ JR., D. L. *Os cinco níveis de apego*. Rio de Janeiro: Best Seller, 2015.

VARELLA, D. *Correr: o exercício, a cidade e o desafio da maratona*. São Paulo: Companhia das Letras, 2015.

Agradecimentos

EM GRANDE PARTE dos livros, os agradecimentos se iniciam com o reconhecimento do papel dos familiares na vida pessoal e na carreira profissional dos autores. São palavras cheias de emoção sincera, extraída da profunda gratidão pelo que aquelas pessoas representam em sua vida. Em nosso caso, porém, agradecer à família seria muito pouco. Beiraria a injustiça, talvez.

Ser pai ou mãe de um médico extrapola a obrigação dos outros pais e mães: é uma missão de vida. Eles fazem parte da formação do nosso caráter, que é talvez o principal atributo de um bom médico, e que nenhuma faculdade ensina. Para nossos pais e mães, nada de "muito obrigado". A gratidão é tamanha que é melhor não procurar palavra nenhuma.

Também não há palavras, em nenhuma língua, que possam expressar o sentimento de reverência por nossos cônjuges e nossos filhos. São pessoas que suportam as saudades, abrem mão do tempo que lhes é de direito, mudam de planos de uma hora para outra para apoiar os acontecimentos inesperados da nossa profissão, e – inacreditavelmente – nos abrem um largo sorriso e declaram seu amor por nós. Reverência infinita por cada um de vocês.

Mas a trajetória de um médico diz respeito a muita gente, um leque de pessoas bem mais amplo que sua família. Cada um de nós teve mestres que se desdobraram para nos mostrar o caminho, ansiaram para que fôssemos médicos ainda melhores do que eles próprios, assumiram como missão nos ajudar a lapidar nossos comportamentos e conhecimentos. Não há demonstração maior de gratidão do que carregá-los conosco, em nossas atitudes e palavras, pelo resto da vida. Como disse Isaac Newton: "Se eu vi mais longe, foi porque estava sobre os ombros de gigantes".

O mesmo pode ser dito dos inúmeros colegas de profissão com os quais cruzamos. Cada um deles levou um pouco de nós e deixou um pouco de si. Com alguns, criamos laços fraternos, que nos ajudaram a superar as dificuldades da profissão com menos sofrimento. Com outros, aprendemos tristemente o que jamais devemos fazer ou dizer. Talvez a esses a gratidão deva ser ainda maior.

Aos incríveis seres humanos que se fizeram nossos pacientes, confiando a nós sua saúde, física e mental, e compartilhando, muitas vezes, seus conflitos e segredos mais íntimos, não há apenas gratidão. Há nossa admiração profunda por sua trajetória, sua coragem, sua humildade. São nossos pacientes que nos tornam médicos melhores. Mas mais do que isso, eles têm impacto maior ainda nas pessoas que somos. Suas histórias de vida transformam as nossas. Basta a nós permitir que o façam.

Por último, mas não por fim, nosso mais sincero agradecimentos a todos os nossos amigos, relacionados ou não à nossa profissão. São eles que muitas vezes nos pedem para interromper o "mediquês" e parar de falar exclusivamente na profissão que amamos e para sermos humanos, apenas humanos.

www.gruposummus.com.br

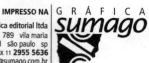

IMPRESSO NA
sumago gráfica editorial ltda
rua itauna, 789   vila maria
02111-031 são paulo sp
tel e fax 11 **2955 5636**
sumago@sumago.com.br

GRÁFICA
sumago